病気になりにくい！老化にブレーキ！

最強の健康野菜

ブロッコリースプラウトが体にいいワケ

お茶の水女子大学
生活科学部 教授
森光康次郎

河出書房新社

カバーデザイン●スタジオ・ファム
カバー写真●森幸一
図版作成●原田弘和
●アルファヴィル
協力●齋藤伸成

少量でうれしい効果！ブロッコリースプラウトで健康に‼●はじめに

毎日を健康にすごすためには、３つの原則があります。それは「適度な運動」「十分な休養」「適切な栄養」です。この本では、栄養、とくに食生活に焦点《しょうてん》をあてます。

食生活では、食べ過ぎや偏《かたよ》った食事をせず、バランスよく食べることが、健康を保つための基本となります。

以前から「日本人は野菜不足だ」と指摘されています。厚生労働省では、１日の野菜摂取目標量を３５０グラムとしていますが、十分に摂《と》れていないのが現実です。とはいえ、野菜を毎日３５０グラム食べようと思うと、けっこうな量になります。

本来なら、野菜をはじめ、食事から摂るべき栄養素やその他の有効成分を、サプリメントで補《おぎな》っているという人も多いでしょう。しかし、サプリメントはあくまでもサプリメント。やはり、**新鮮な食材から栄養をしっかり摂りたい**ものです。

そんななか、近年注目されているのが「発芽野菜（スプラウト）」です。発芽したての状態は、新陳代謝もエネルギーも非常に活発な状態で、その植物が今後成長していくためのさまざまな栄養素がさかんに作られています。

なかでも〝最強の健康野菜〟と呼ばれているのが「ブロッコリースプラウト」です。

なぜ、ブロッコリースプラウトは〝最強の健康野菜〟といわれるのでしょうか？ それは、**「スルフォラファン」という、私たちの健康の維持・向上にスイッチを入れてくれる、パワフルな成分がたっぷり含まれている**からです。

スルフォラファンは、アブラナ科の野菜に含まれる有用成分の一種です。１９９０年代に**スルフォラファンにきわめて高いがんの予防効果があること**が発見され、ブロッコリースプラウトは一躍脚光《きゃっこう》を浴びることとなりました。

その後、世界中で研究がおこなわれ、がん予防だけでなく、**解毒《げどく》、抗酸化、抗糖化、抗炎症などの作用**が確認されています。ブロッコリースプラウトが、さまざまな病気予防や体の不調の改善に優《すぐ》れた効果を表すことが明らかになっているのです。

ブロッコリースプラウトを取り入れたバランスのいい食事を心がけることで、老化や病気を遠ざけ、若々しい健康ライフに限りなく近づくことができます。スプラウトなら手軽に食べることができ、しかも少しの量でも効果が得られるので、時間のない毎朝の食卓にも取り入れやすいといったメリットもあります。

人生100年時代といわれる昨今、この本では、少しでも多くの方に健康ライフを実現していただくために、ブロッコリースプラウトと有効成分スルフォラファンの知られざるパワーについて、さまざまな科学的な根拠も含めて紹介します。

第1章から順にお読みいただく以外にも、**スルフォラファンの特筆すべき効果をいますぐに知りたい方は第5章から、年齢とともに体の不調や病気が起こりやすくなる理由について知りたい方は第1章**から、スルフォラファンをたっぷり含んでいる**ブロッコリースプラウトが、栄養面で私たちの食生活にどのように有用なのかを知りたい方は第6章**から読みはじめていただいてもよいでしょう。

ブロッコリースプラウトの効果のすごさを、ぜひ知ってください。

森光康次郎

最強の健康野菜 ブロッコリースプラウトが体にいいワケ◎もくじ

第1章 なぜ、齢とともに病気になったり、老化が起こる？

第2章
植物由来の体を守る成分「ファイトケミカル」の力

第3章

スルフォラファンの優れた効果はこうして発見された

第4章 スルフォラファンはなぜ、体に有用なのか？

第5章 スルフォラファンの効果、こんなにも明らかに！

第6章 「ブロッコリースプラウト」からスルフォラファンをかしこく摂る

第7章 スルフォラファンを摂るなら「朝がいい」理由

第1章

なぜ、齢とともに病気になったり、老化が起こる？

加齢とともに「疲れやすく、病気が治りにくくなる」理由

◉代謝機能の低下が、体の不調を引き起こす

みなさんは、歳《とし》をとっていくのにともなって、次にあげたような、体のさまざまな変化を感じることはありませんか？

・お酒に弱くなった
・疲れやすくなった
・病気が治りにくくなった
・ヤセにくくなった
・便秘になりやすくなった
……などなど。

いかがでしょうか？　誰でも、1つか2つくらいは、「そうそう！」と思いあたるのではないかと思います。

このように、加齢にともなう体の変化が起こるのは、**歳をとると体の代謝《たいしゃ》機能が落ちてくる**からです。

代謝とは、私たちの体の中で起こっている化学変化のようなものです。体の外から取り込んだ栄養からエネルギーを取り出したり、生命を維持したり、体を作っていくことです。代謝によって、さまざまな物質の分解や合成がくり返されています。

お酒を例としていえば、肝臓の機能が低下すると、アルコールを分解する力(代謝)が弱くなるため、二日酔いになったり、お酒が抜けにくくなったりする、ということです。

◉不調や病気と「酵素の量」の関係とは?

では、なぜ歳をとると「代謝が衰《おとろ》えてしまう」のでしょうか。

その理由の1つは、**代謝に関わる酵素《こうそ》の分泌《ぶんぴつ》量が減る**からです。酵素とは、代謝をうながす触媒《しょくばい》で、それ自体は代謝の前後で減ったり、変化したりするわけではありません(詳しくは第2章を参照ください)。

体にとって有害な活性酸素が発生しても、若いときは活性酸素の分解に関わる酵素が十分に作られていますから、私たちの体調に影響することはありません。

しかし、加齢などによって酵素の量が減ると、分解されないで残った活性酸素によって体がダメージを受けやすくなってしまい、ひいては「体の不調や病気を招きやすくなる」のです。

「歳をとったら、体のあちらこちらにガタがくるのは仕方のないこと……」

「寄る年波《としなみ》には、やっぱり勝てない……」

そんなふうに考えてしまうのも、ある意味、当然ではあります。

健康を損ねる「4つの要因」とは？

私たちは歳をとるとともに、さまざまな老化現象に悩まされ、健康を損なうことが多くなります。その要因となっているのが**「酸化」「糖化」「慢性炎症」「有害物質」**の4つです。

この4つの要因は、私たちが若いときにも体に害を与えていますが、年齢を重ねるにつれて、その影響を抑える力が衰えたり、それまで積み重なったダメージが加速したりして、大きな影響を受けます。その結果、体の調子が悪くなったり、病気がちになるのです。

結論からいうと、ブロッコリースプラウトに多く含まれる「スルフォラファン」と呼ば

図1-1 老化現象や体調不良を加速させる4つの原因

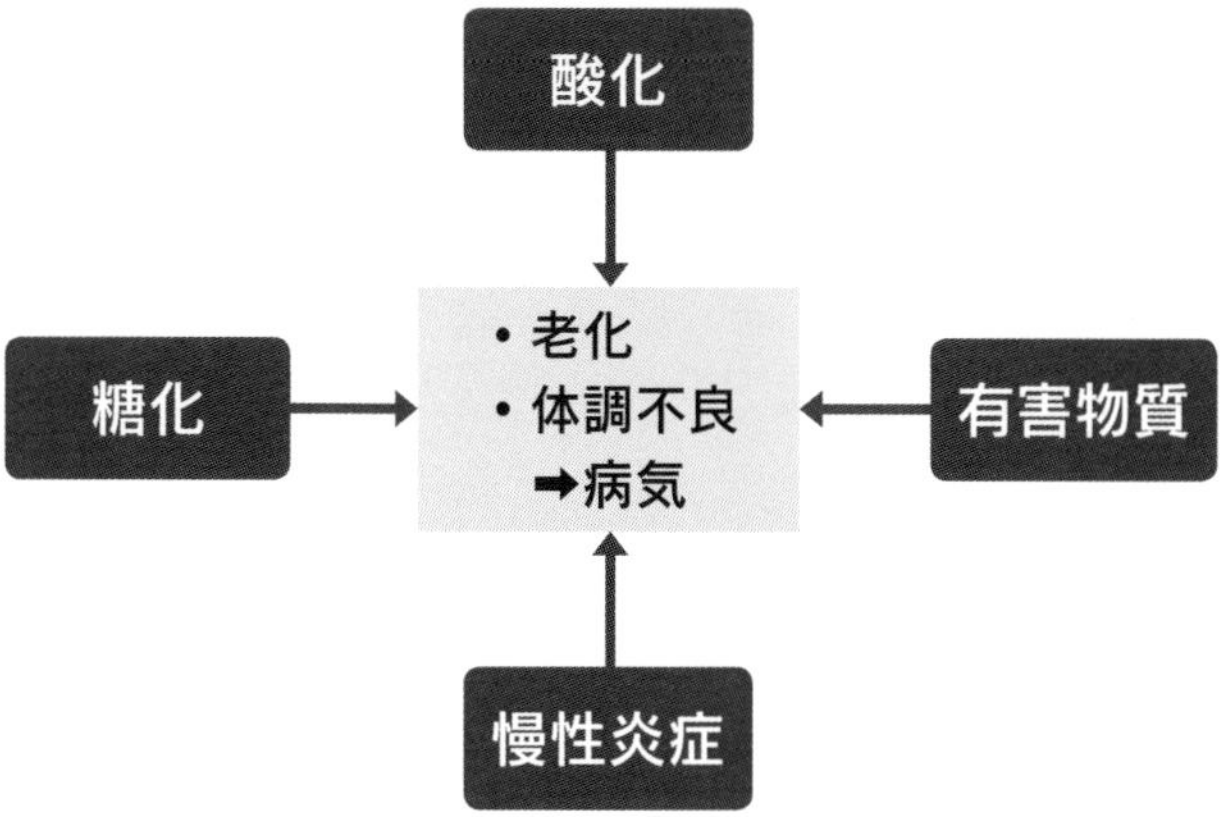

歳を重ねることで4つの要因のダメージが顕著になり、老化現象が進み、同時に体調不良から病気になる

れる有用成分には、この4つの要因の影響を抑える力があるのです。

この本では、そのしくみや効果について詳しく説明していきますが、その前にそもそもこの4つの要因=「酸化」「糖化」「慢性炎症」「有害物質」がどのようなものので、なぜ健康を損なうのか、1つずつ見ていきましょう。

◉酸化とは何か?

私たちは、呼吸をすることによって取り入れた酸素を使って、食べ物から得た栄養を燃やし、体を動かすためのエネルギーを作り出しています。

エネルギーを作り出すプロセスの中で、体に取り入れた酸素のおよそ2%が

「活性酸素」になります。

わずか2％といっても、24時間呼吸をしているのですから、その量はけっこうな量になります。この活性酸素は、ほかの物質に結びついたり、働きかけたりする力がとても強く、攻撃性もとても高い物質です。

リンゴを切ったまま放っておくと断面が茶色く変色したり、鉄がサビついてボロボロになったりするのも、この「酸化」によるものです。これらと同じことが、私たちの体の中でも起こって、組織や細胞がサビついてしまうわけです。

活性酸素には、良いところもあります。体の中に入り込んできた細菌やウイルスを攻撃して体を守ってくれるのです。オキシドールを使ってケガをした傷口を殺菌消毒するのは、活性酸素のこの働きを利用しています。

そのいっぽう、活性酸素はその攻撃性が強いあまり、細胞やＤＮＡを攻撃し、傷つけてしまうというやっかいな側面があります。

体の細胞は、代謝をになう酵素も作り出しています。細胞が活性酸素に攻撃されると機能が衰え、酵素の分泌も少なくなります。また、酵素を作るタンパク質も、酸化すると活性が下がり、代謝全般がスムーズに進まなくなります。

また、細胞にはホルモンなどをキャッチする役目を果たす細胞膜がありますが、細胞膜が酸化すると、その働きが衰え、ホルモンなどの効き目もダウンします。

さらに恐ろしいのは、**DNAが酸化されると遺伝情報が正しく伝わらなくなり、がんの原因となる**ことです。

◉酸化が体に及ぼす影響は?

活性酸素が関係する症状である、動脈硬化を例として取り上げてみましょう。

増え過ぎた活性酸素は、細胞膜を構成している脂質《ししつ》などを酸化させて、「過酸化《かさんか》脂質」という物質に変化させます。過酸化脂質は、天ぷらや揚げ物で何度も使ったあとのドロドロの食用油をイメージしていただけるとわかりやすいでしょう。

この過酸化脂質は、とくに血管の内側にへばりつくことで血管の内壁《ないへき》をどんどん厚くします。その結果、動脈硬化を引き起こし、高血圧の原因となります。

動脈硬化の状態で高血圧になると、過酸化脂質によってもろくなった血管が破れ、脳溢《のういつ》血《けつ》や心臓疾患の原因になります。また、過酸化脂質で血管自体が詰まりやすくなり、脳梗《のうこう》塞《そく》や心筋梗塞の原因になったりもします。

健康診断の結果などで、中性脂肪やコレステロール(LDL)の数値が高いと「改善し

図1-2 活性酸素が過剰に発生すると…

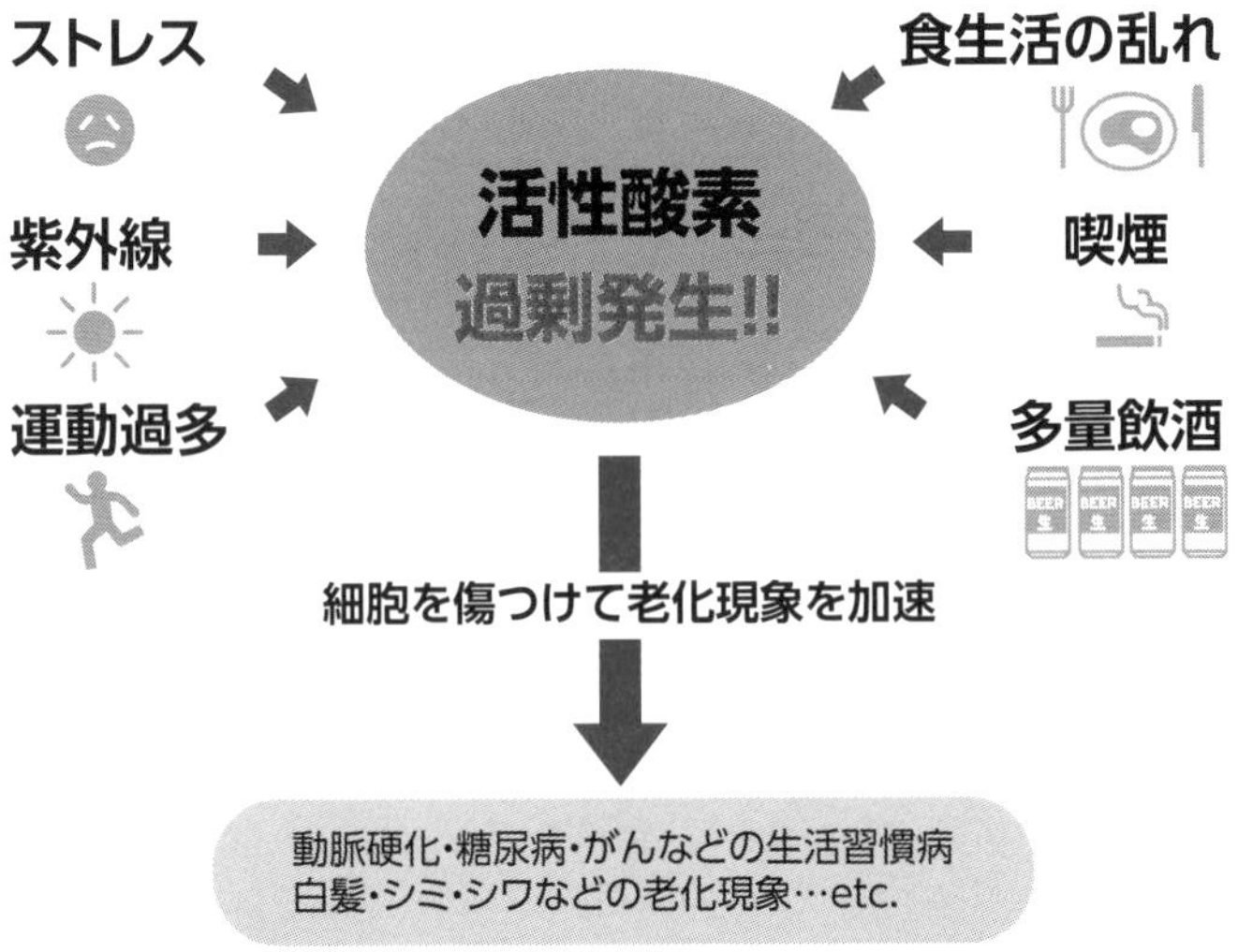

てください」と結果に記載されますが、その裏には活性酸素が関係していたのです。

活性酸素は、すぐに病気を引き起こすわけではありませんが、動脈硬化のほかに、糖尿病、がんなどの生活習慣病、白髪、シミ、シワなどの老化現象を引き起こす原因にもなっています。

さらに、体の代謝や細胞の機能を衰えさせるので、疲れが抜けにくくなったり、さまざまな体調不良の原因になったりもします。

このように、恐ろしい存在である活性酸素ですが、人が呼吸している以上、なくすわけにはいきませんし、その害から逃《のが》れることもできません。

とはいうものの、若いときには大きな問題にはなりません。なぜなら、私たちの体には、**活性酸素が増え過ぎて体をサビつかせないようにするために、体を守るしくみが備《そな》わっているから**です。それこそが**「活性酸素を分解する酵素」**です。体の中で活性酸素を分解するさまざまな酵素が分泌され、活性酸素が増え過ぎて害を及ぼさないようにバランスをとっているのです。

ところが、ストレス、食品添加物《てんかぶつ》、喫煙、激しい運動、多量の飲酒、紫外線などが原因になって活性酸素が増え過ぎると、体を守るしくみの働きが追いつかず、組織や細胞を傷つけてしまいます。この状態が「酸化ストレスにさらされている状態」です。

さらに、歳をとると、いままで積み重なった活性酸素のダメージや代謝機能の衰えから、活性酸素の発生と、それを分解するバランスが崩れていきます。その結果、酸化ストレスが高まり、さまざまな体の不調、さらには成人病が現れやすくなるわけです。

ブロッコリースプラウトに多く含まれるスルフォラファンは、私たちの体の**細胞レベルで、活性酸素を減らす酵素の分泌をさかんにする働き**があります。いわゆる**抗酸化作用が期待できる**わけです。そのしくみについては、第4章で詳しく説明します。

◉炎症とは何か？

ケガで膝《ひざ》をすりむいたり、虫に刺されたりして皮膚が赤く腫《は》れる経験は、誰にでもあることでしょう。ケガや、やけどといった物理的な刺激を受けたり、細菌やウイルスなどに感染したり、化学薬品や花粉などの異物に触《ふ》れたりしたとき、体はそれらに対して防御する反応を起こします。

この反応が**「炎症」**です。炎症は、体へのダメージを防ぐために生じる正常な反応です。

たとえば、カゼやインフルエンザにかかると、マクロファージと呼ばれる白血球などの免疫細胞がその箇所《かしょ》に集まり、炎症を引き起こすさまざまな物質を放出して、体の中に入り込んだ細菌やウイルスを攻撃します。

すると、熱が出たり、のどが赤く腫れたりします。**炎症とは、体の中で免疫細胞が戦ってくれている証拠**でもあるわけです。つまり、炎症が起こることとは、体の回復につながっているということです。

炎症は本来、体を守るメカニズムですが、このコントロールがうまくいかないと、組織の破壊や臓器をはじめとする身体機能の低下、がんの発症につながります。詳しく見ていきましょう。

そもそも炎症には、「急性炎症」と「慢性炎症」の2つがあります。急性炎症は経過の

図1-3 急性炎症と慢性炎症の違い

	急性炎症	慢性炎症
タイミング・期間	・すぐに ・数日(症状によっては数週間)	・無自覚なうちにじわじわと ・数週間から数年
原因	体に侵入してきた病原体や有害物質	・体内に残った病原菌や有害物質 ・免疫のしくみが、みずからの体の正常細胞や組織を攻撃する(自己免疫疾患) ・原因物質(AGEなど)が少しずつ体内に蓄積
徴候	赤み、高い発熱、腫(は)れ、痛み ＊ただし、肺などの知覚神経がない場合は痛みを感じない	疲労、口内の痛み、胸痛、腹痛、発熱、発疹、関節痛など
終わり方	・炎症の終息 ・何らかの事情で病原体や有害物質が体内に残留(→慢性炎症に)	炎症の長期化にともない、細胞、組織、遺伝子などがダメージを受け、がんなどの病気に発展する
疾患の例	風邪やインフルエンザ罹患時の喉の痛み、切り傷、ねんざ、巻き爪、急性気管支炎、急性虫垂炎、新型コロナウイルスなどの急性肺炎など	関節リウマチ、心疾患、糖尿病、がん、歯周病(歯肉炎)、アレルギー、ぜん息、花粉症、アルツハイマー型認知症など

スピードが速く、症状は数日から長くても数週間で収まります。

いっぽう、慢性炎症は症状がなかなか引かず、長期化してしまった状態で、数週間から数年に及ぶこともあります。

急性炎症は痛みをともなうことが多いので、すぐに処置できますが、慢性炎症は初期の段階では自覚症状が乏《とぼ》しく、進行もゆっくりなので、自分ではなかなか気づくことができません。

しかし、この慢性炎症こ

そが、老化や病気を引き起こす大きな要因であると注目を集めるようになってきました。

◉炎症が体に及ぼす影響は？

慢性炎症が健康に及ぼす悪影響のメカニズムを見てみましょう。

炎症が起こると、その部位から「炎症性サイトカイン」と呼ばれる物質が放出されます。その炎症性サイトカインに呼び寄せられるように、マクロファージなどの免疫細胞が集まり、活性酸素を放出して、異物であるウイルスや細菌を攻撃します（図1-4参照）。

その結果、炎症が起こった部位が回復するのです。ちなみにサイトカインとは、サイト（Cyto＝細胞）カイン（Kine＝動く、働く）を合わせた言葉で、情報伝達のために動く物質を指します。

急性炎症の場合は、炎症性サイトカインも短期間で収まりますが、**慢性炎症の場合は、長いあいだ炎症性サイトカインが放出され続け、炎症の範囲を広げていく**ことになります。マクロファージなどの免疫細胞から放出される活性酸素は、ウイルスや細菌を攻撃するだけでなく、**周囲の細胞も傷つけ、その細胞の働きを弱めてしまいます**。

さらに、炎症が起こっている箇所では、「線維化《せんい》」といわれる状態になり、細胞が固くなって、本来の機能が発揮できなくなります。たとえば、肝臓に慢性炎症が起こり、線維

図1-4 慢性炎症のメカニズム

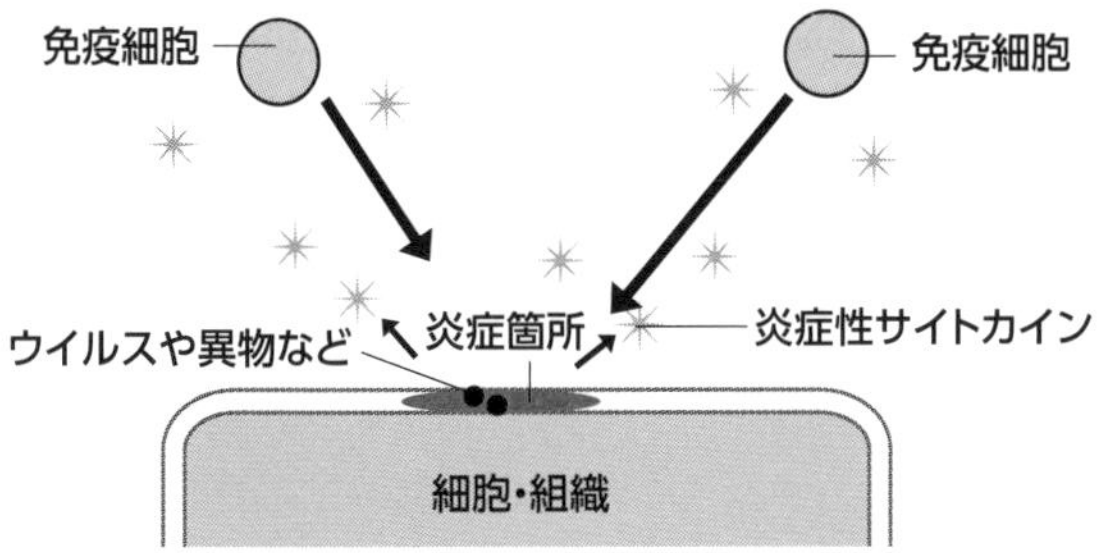

ウイルスや異物から体を守ろうと炎症が起こり、炎症性サイトカインが放出される。炎症性サイトカインを合図に、マクロファージなどの免疫細胞が集まってくる

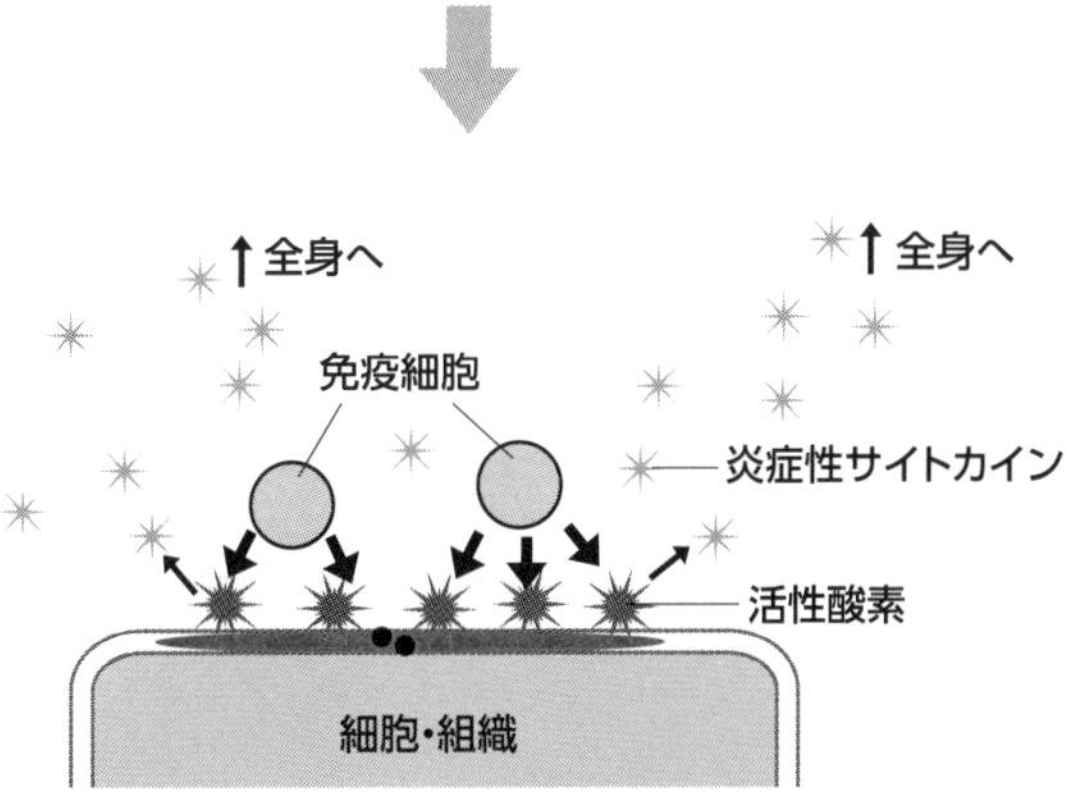

免疫細胞は、活性酸素を放出し、ウイルスや異物、さらには周りの細胞や組織も攻撃する。活性酸素によって炎症性サイトカインの放出がうながされる。慢性炎症は、免疫細胞にブレーキがきかなくなり、活性酸素に攻撃される状態が続く。炎症性サイトカインは血液によって運ばれ、慢性炎症が全身に広がる

図1-5 慢性炎症に関わる炎症の因子とがん

炎症の因子	慢性炎症	発生するがん
アスベストなど	慢性気管支炎	肺がん
ピロリ菌	胃炎	胃がん
肝炎ウイルス	慢性肝炎	肝がん
胆汁	胆管炎	胆管がん
細菌、胆石	慢性胆のう炎	胆のうがん
胃液	逆流性食道炎	食道がん
紫外線	皮膚炎	メラノーマ
歯周菌	歯肉炎	口腔がん、舌がん
ヒトパピローマウイルス	慢性子宮頸部炎	子宮頸部がん

細菌、ウイルス、刺激、異物などが慢性炎症の原因となり、慢性炎症ががんに発展することがある

＊Coussen,Werb 2002の表を改変

化して固くなる病気が肝硬変といわれるものです。肝臓としての機能が失われてしまい、最悪の場合は死に至ります。

活性酸素は、細胞のDNAを傷つけ、遺伝子情報を正しく伝わらないようにする働きもあり、それが、がんの発症につながります。

慢性炎症がさらにやっかいなのは、炎症性サイトカインが放出され続けると、**血液や体液によって体のあちこちに運ばれてしまう**ということです。

そして、運ばれた先で**新たな炎症を引き起こし**、さまざまな臓器で炎症や機能不全を起こすことになります。先ほど述べたように、がんを発症させることにつ

ながるのです（図1-5参照）。

このほかにも、慢性炎症をともなう病気として、花粉症やぜんそく、アトピー性皮膚炎などのアレルギー性疾患、関節リウマチなどの自己免疫性疾患などがよく知られています。くり返しになりますが、この**長くくすぶるような慢性炎症が、組織や臓器の機能の低下をもたらし、老化を早める**ことにつながります。

慢性炎症をいかに抑えるかが、健康を保つ秘訣です。実際、100歳以上の高齢者で健康を保っている人は、炎症を示す数値が他の人よりも低いということが報告されています。

慢性炎症を減らすには、炎症性サイトカインを抑えることが必要です。実は、私たちの体では炎症性サイトカインを抑え、炎症を起こりにくくするさまざまな物質も分泌されています。ただし、加齢とともにその分泌が衰えてきます。

ブロッコリースプラウトに含まれる**スルフォラファンという成分が炎症性サイトカインの発現を抑える**ことが研究で示唆《しさ》されています。その詳しいメカニズムについては、第4章で説明します。

◉糖化とは何か？

最近、活性酸素と並んで、老化や病気の原因として注目されているのが**「ＡＧＥ（Advanced Glycation End Products：エージーイー＝終末糖化産物）」**です。酸化が「体のサビつき」と表現されるのに対し、糖化は「体のコゲつき」にたとえられています。

ブロッコリースプラウトに含まれる**スルフォラファンは、メカニズムまでは解明されていませんが、体の中に溜《た》まったＡＧＥを減らす働きがある**ことが、人を対象にした研究で明らかになっています。

タンパク質と糖が結びつき、熱によって変性する反応を**「糖化」**といいます。この糖化によってできる物質がＡＧＥです。

たとえば、焼肉や唐揚げ、ホットケーキなどの食べ物には、おいしそうなキツネ色のコゲ目がついています。糖とタンパク質を一緒に加熱したときにできる、このキツネ色のコゲ目こそが糖化の正体です。キツネ色のコゲ目がついている食べ物には、ＡＧＥがたくさん含まれているのです。

やっかいなのは、いったんＡＧＥが体の中に蓄積《ちくせき》されると、なかなか排出されないという点です。たとえば、コラーゲン（皮膚や腱《けん》・軟骨などを構成する繊維状のタンパク質）がＡＧＥ化すると、肌からなくなるのには75年もかかるといわれています。

AGEは、食べ物に含まれていて外から取り入れられるものと、私たちの体の中で作られるものがあります。

食べ物に含まれるAGEのおよそ7%が体内に吸収されるといわれています。したがって、**AGEを含む食べ物をたくさん摂《と》っていると、体の中にしだいにAGEが増えていきます**。最終的には、体内のAGE量の3分の1を占《し》めるまでになります。

いっぽう、体の中でAGEが作られるのをうながす最大の要因は、血糖値が高い状態が長く続くことです。

私たちの体は、内臓や筋肉、骨、皮膚の組織など、すべてタンパク質を中心に作られています。そこに余分な糖が結びつき、体温であたためられると、AGEが作られるのです。

●糖化が体に及ぼす影響は?

糖化が進んで体の中にAGEが増えると、しなやかだったタンパク質が柔軟性を失ったごわごわとした状態に変わり、本来の役割を果たせなくなってしまいます。

たとえば、血管を作っているタンパク質が変化すると、血管が柔軟性や弾力《だんりょく》を失って動脈硬化が進み、心臓病や脳卒中を招きやすくなります。

また、皮膚にAGEが溜まると、肌にハリを与えているコラーゲンというタンパク質が

図1-6 糖化のしくみ

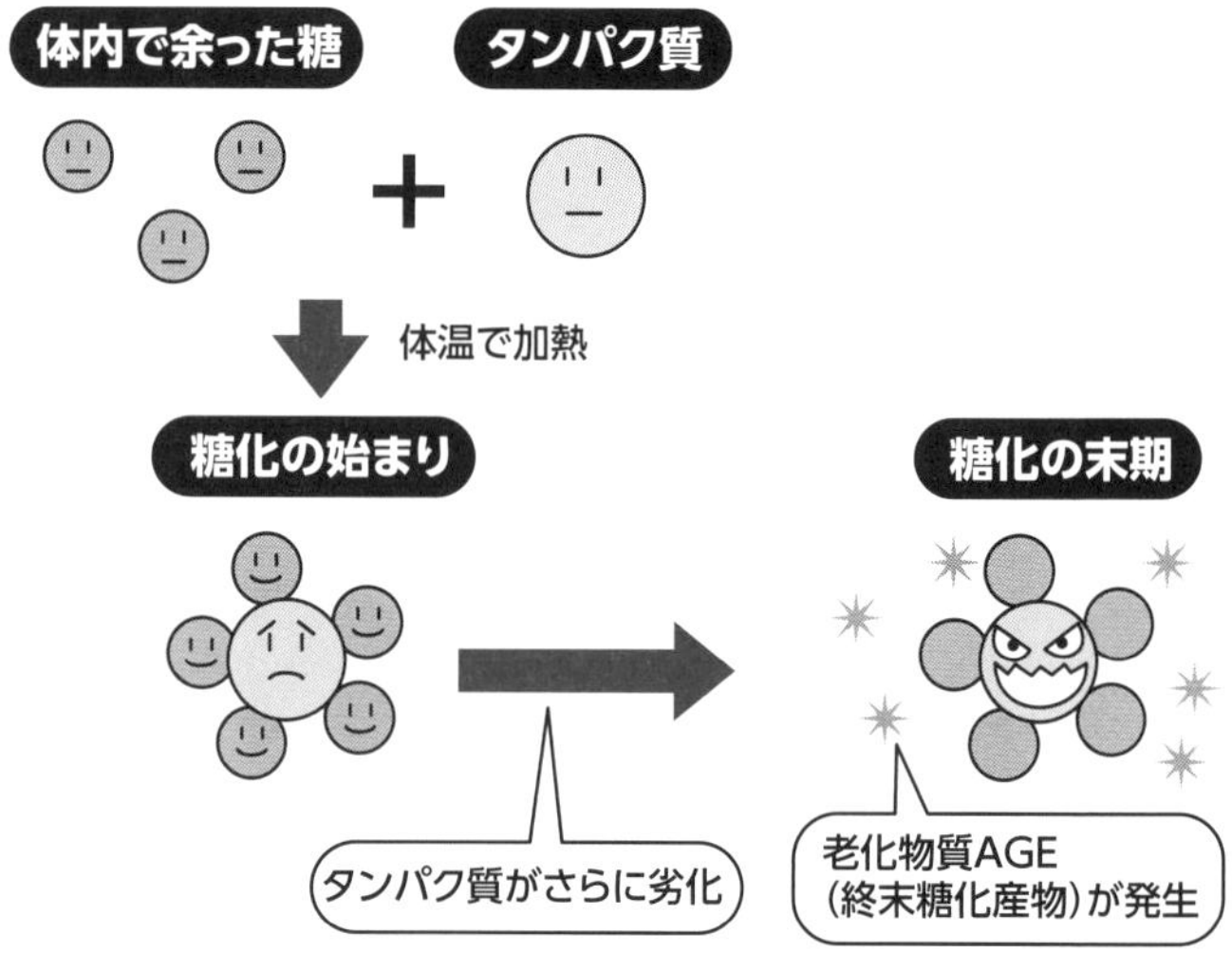

劣化《れっか》して、たるみやシワといった肌の老化をもたらします。

糖尿病患者に多い白内障《はくないしょう》は、タンパク質からなる目のレンズが糖化して白く濁《にご》ることによって起こります。

つまり、私たちの体の組織を作っている**タンパク質が糖化して、その機能を果たせなくなると、どの組織で老化や病気が起こってもおかしくない**のです。

糖化によって起こりうる病気には、ほかにも認知症や骨《こつ》粗《そ》鬆症《しょうしょう》、白内障、膠原《こうげん》病《びょう》といった自己免疫疾患などがあります。

なぜ、糖化によって、このような病気が起こりやすくなるのでしょうか。

それは、先ほど述べたタンパク質の変

図1-7 糖化が関わる疾病

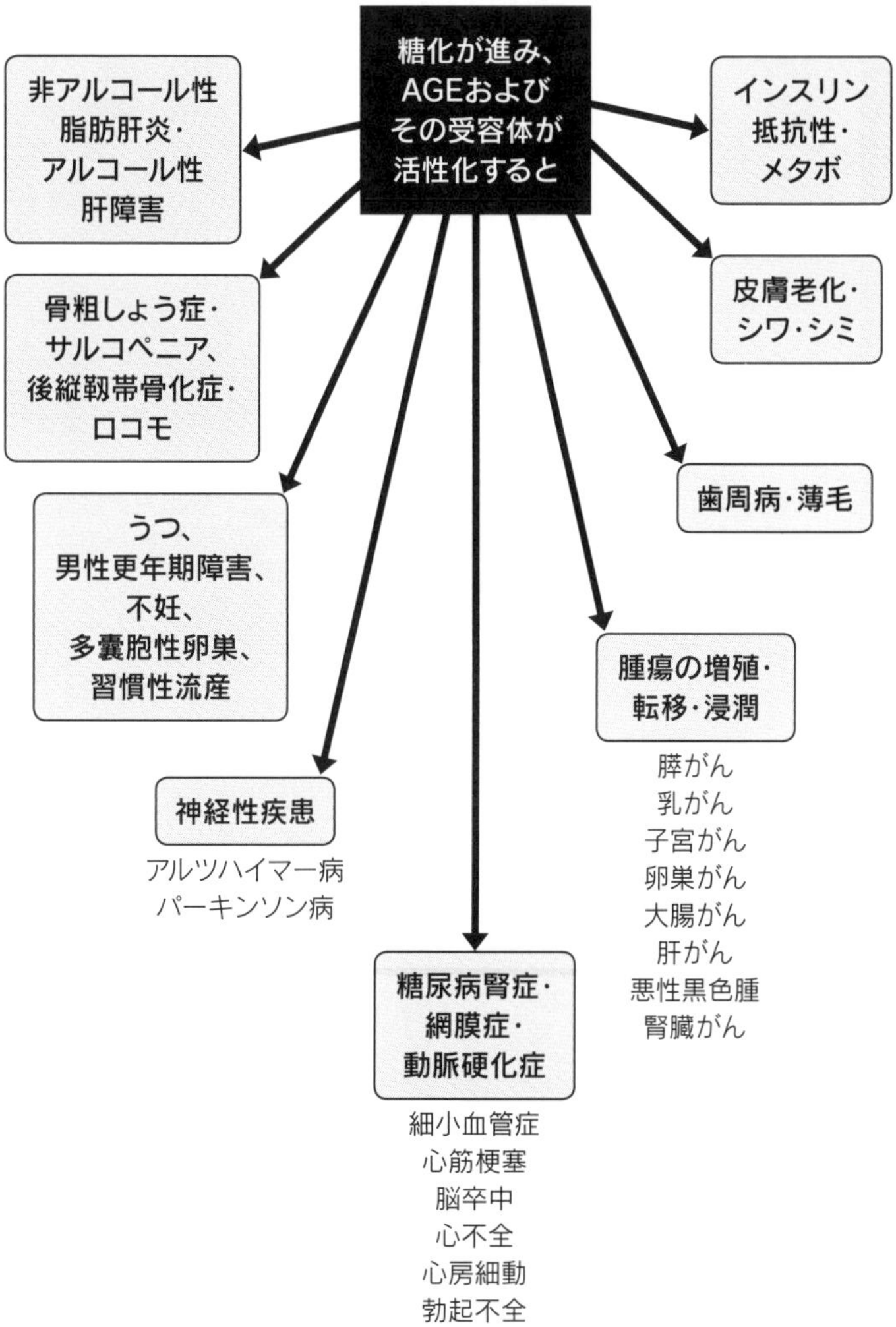

*『老けない人は何が違うのか』山岸昌一(合同フォレスト刊)より引用。一部改変

図1-8 AGEとAGEの受容体の悪循環

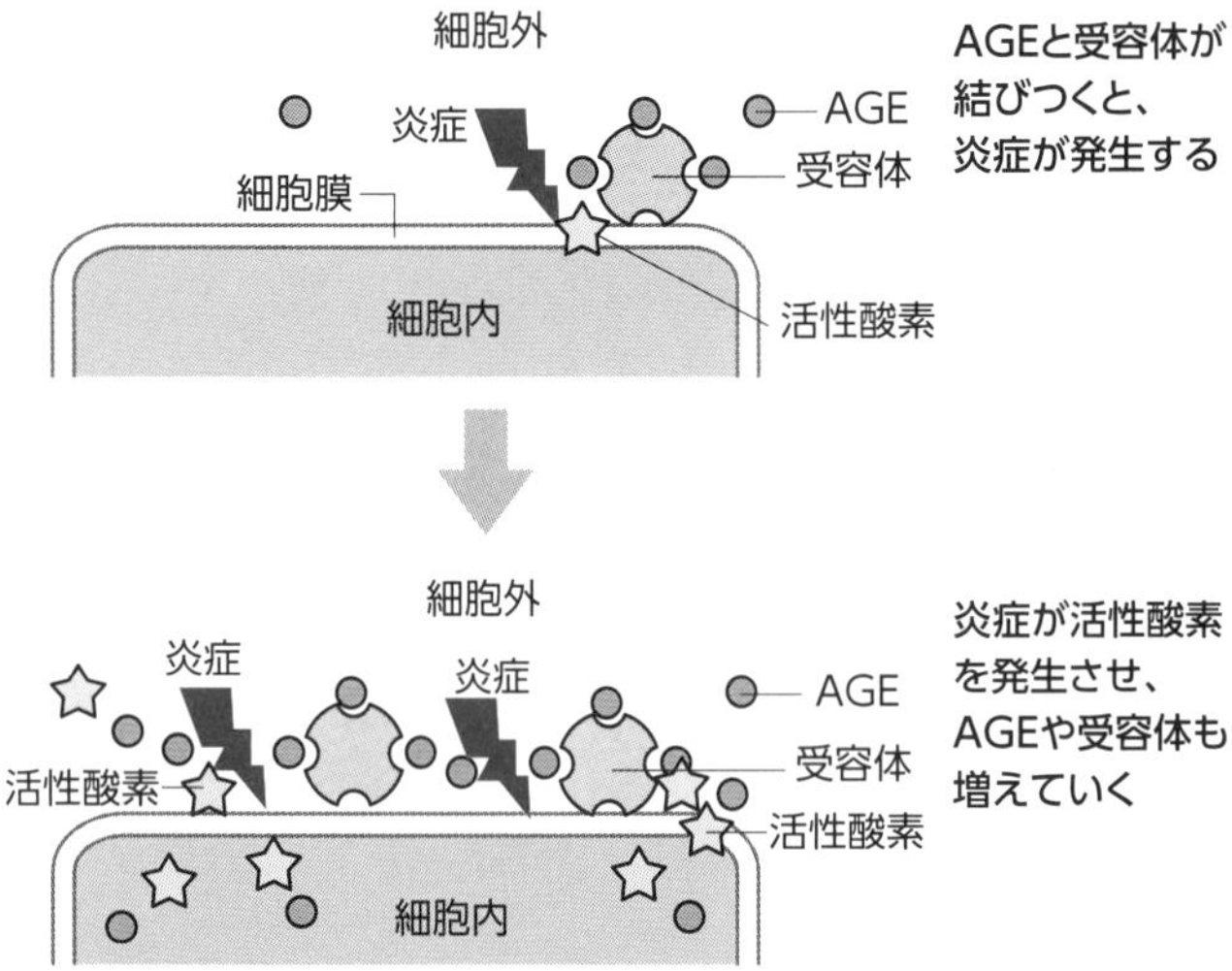

AGEが受容体と結びつくことで炎症が発生する。炎症によって活性酸素が生まれ、活性酸素がAGEや受容体を増やし、さらに炎症を悪化させる悪循環が生じる

性による機能低下だけでなく、老化の原因である「酸化」「炎症」も同時に引き起こされているからです。

ＡＧＥは、血液などによって体のさまざまな箇所に運ばれたり、蓄積されたりしていきます。

体の細胞には、ＡＧＥの受容体《じゅようたい》があり、この受容体にＡＧＥが結びつくと、その細胞で慢性の炎症が発生し、そこに活性酸素が集まります。

すると、細胞や組織が活性酸素に攻撃され、ダメージを受けることになります。その箇所にＡＧＥがさらに作られ、炎症→酸化→炎症の悪循環が展開されます。その結果、細胞は本来の機能を失って衰えていくことになります（図1-8参照）。

つまり、老化や病気の元凶《げんきょう》となる酸化・糖化・炎症は深く関わり合っていて、トリプルパンチとなって体に悪影響を及ぼすというわけです。

詳しいメカニズムはわかっていませんが、ブロッコリースプラウトに多く含まれるスルフォラファンを摂取すると、体内のAGEが減ることが判明しています。さらに、炎症のもとになるAGEの受容体を減らすことも明らかになっています。

◉有害物質とは何か？ 体に及ぼす影響は？

ここで取り上げる有害物質とは、「私たちの体の中に入り込んで、悪い影響を及ぼす物質」のことを指します。

有害物質には、食品添加物、ニコチンなどのタバコに含まれる物質、シックハウスの原因の1つとされるホルムアルデヒド、大気汚染物質のベンゼンなどの化学物質などがあります。この中には、「発がん物質」といわれるものも少なくありません。

これらの有害物質を避けること、そして、**体内に入り込んでしまった有害物質をいかに**

排出するかが、健康を守るうえでとても重要になるのです。

私たちの体には、外から入った有害物質を害のない状態にする、つまり解毒《げどく》するしくみが備わっています。

このしくみは「デトックス機能」とも呼ばれ、たとえば肝臓で有害物質を無毒化したり、腎臓で血液をろ過したり、発汗や尿・便などと一緒に必要のないものを排出してくれます。

しかし、そのデトックス機能も、年齢を重ねるにともない、しだいに低下していきます。その結果、有害物質の解毒が間に合わず、ダイレクトに体に悪影響が現れ、体の機能が衰えたり、健康を損なったりします。いわゆる「老化現象」が生じるわけです。

そして、ブロッコリースプラウトに含まれるスルフォラファンに、年々低下していく体内の解毒力を高める効果があることが研究によって明らかになっています。

◉老化とは「4つの要因に対する防御機能が衰える」こと

一般的に「老化」とは、年齢を重ねることによって生じる体の不調や、見た目も含めた体の機能の低下のことです。その結果として、病気をともなうので忌《い》み嫌われます。

くり返しになりますが、もともと人は、健康を損なう4つの要因に対して打ち勝つ力をもっています。その要因とは、活性酸素による酸化、糖とタンパク質が結びついて起こる

図1-9 体内の抗酸化酵素は年齢とともに減少する

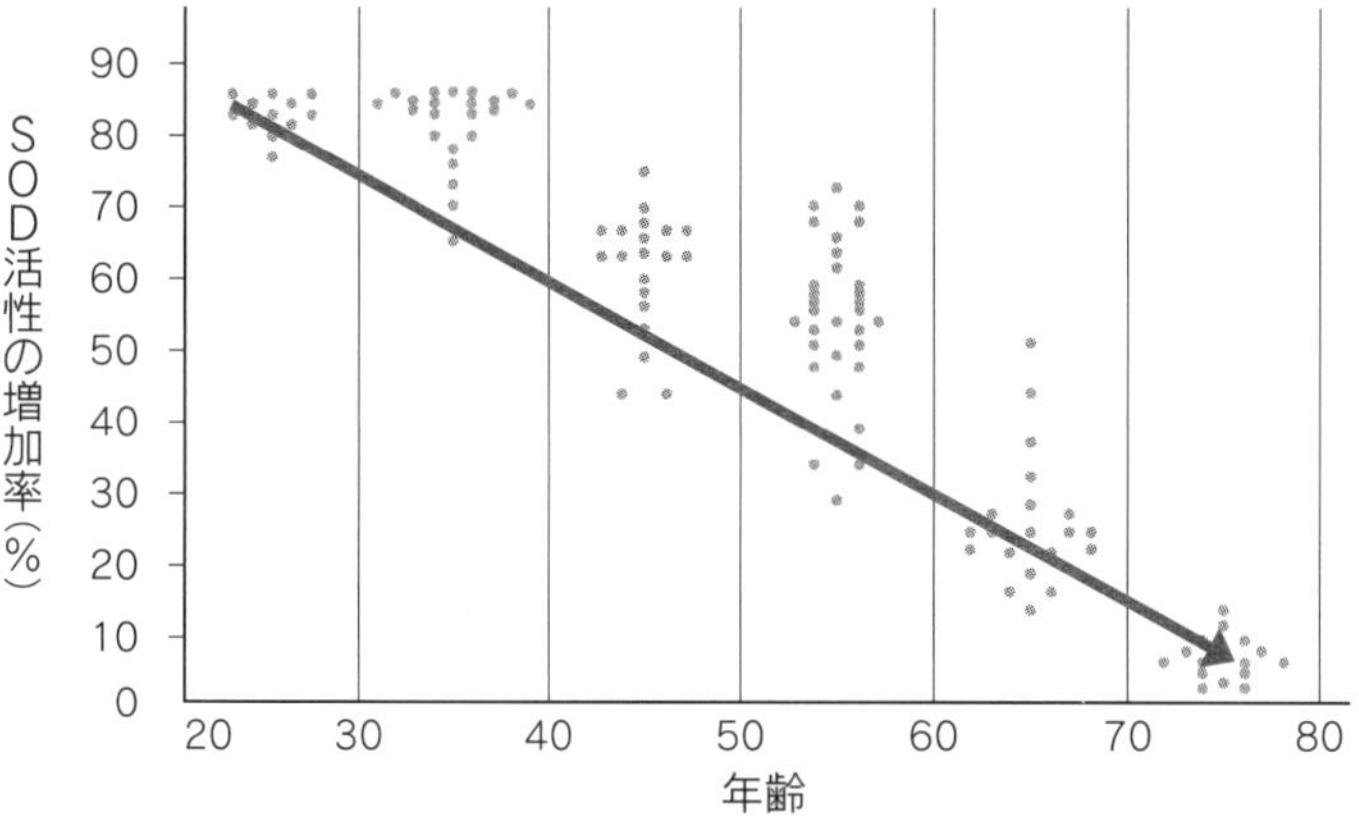

年齢ごとの被験者の活性化した抗酸化酵素、SOD(スーパー・オキサイド・ディスムターゼ)の増加割合をグラフにしたもの。個人差はあるが、年齢とともに減少傾向であることがわかる。60代では、20代の約3分の1まで減少する

＊Blood,76,835,(1990)

糖化、慢性の炎症、外から体に取り込まれる有害物質です。

その**4つのリスクに対抗する力は、20歳くらいをピークとして、年齢を重ねるとともにだんだん衰えていきます**。図1-9は、リスクに対抗する1つである抗酸化酵素の働きですが、これを見ても、そのことを裏づけています。

積み重なるのは年齢だけではありません。ストレスや食生活の偏《かたよ》り、運動不足、不規則な睡眠、過度の飲酒、喫煙、紫外線を多く浴びるなど、いわゆる「不《ふ》摂《せつ》生《せい》」といわれる悪い生活習慣の積み重ねによっても、リスクに対抗する力が衰えてきます。

それらの結果として、**「酸化」「糖化」「慢**

図1-10 4つの要因と防御機能のバランスが崩れると…

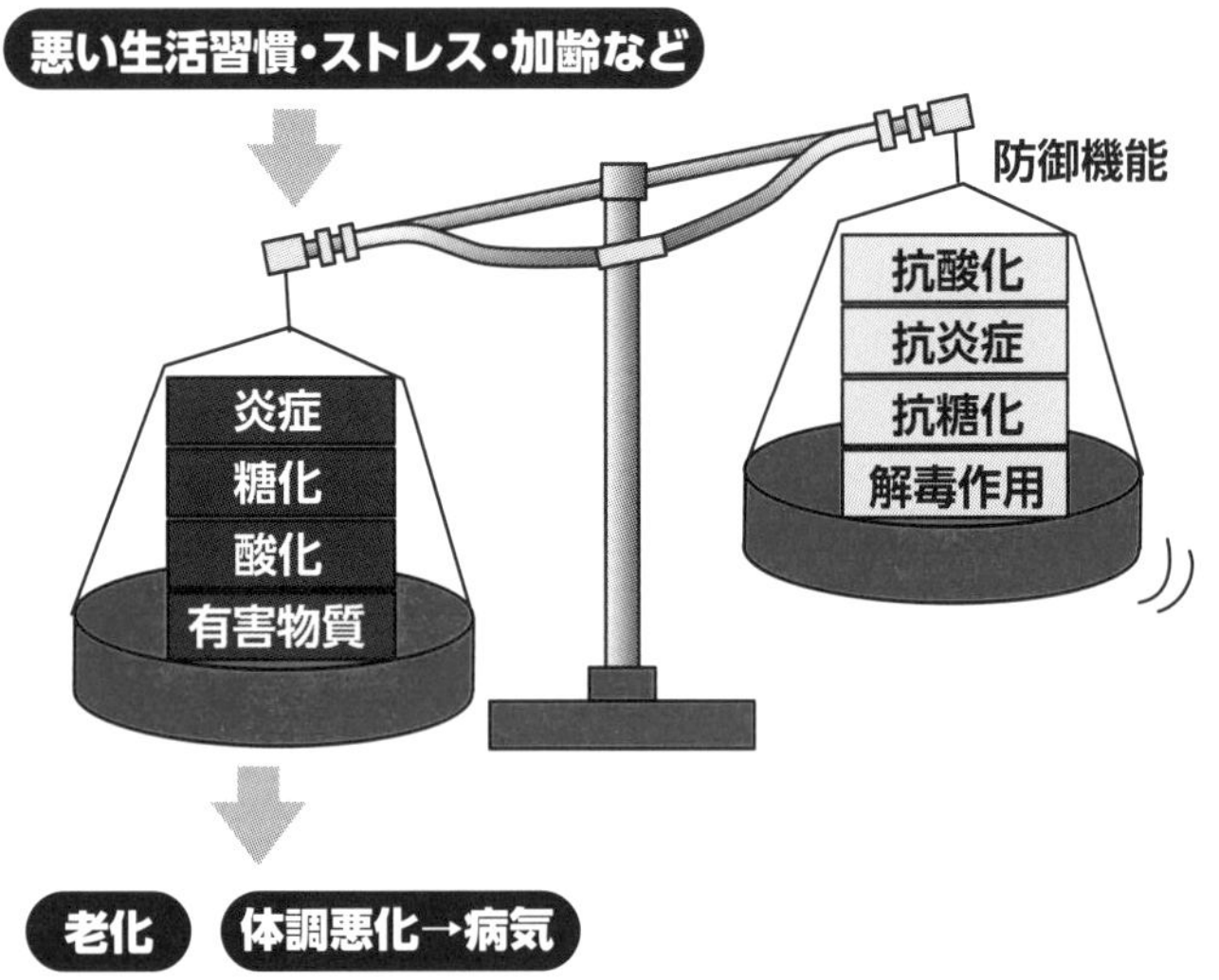

性炎症」「有害物質」のダメージに対する防御が追いつかなくなります。そのため4つの要因の悪影響をダイレクトに受け、体のさまざまな不調や体の機能の低下につながります。それこそが、老化の本質なのです（図1-10参照）。

不老長寿といわないまでも、歳をとってもずっと健康で、体の機能が衰えることがなかったらどんなによいでしょうか。

老化をもたらす4つの要因を少しでも軽減するための効果的な食材や成分が、さまざまな研究の結果、明らかになっています。その1つが、ブロッコリースプラウトであり、その中に含まれるスルフォラファンなのです。

次の章では、ブロッコリーに含まれるスルフォラファンとはどんなものなのか、見ていきましょう。

サイトカインとは何か?

サイトカインとは、細胞から分泌《ぶんぴつ》される低分子のタンパク質で、生理活動を活発にする物質の総称です。具体的には、細胞の増殖、分化《ぶんか》、細胞死、機能発現または抑制など多様な細胞応答を引き起こす物質で、まさに細胞間で情報を伝達するために働きます。

これまでに数百種類のサイトカインが発見されています。たとえば、レセプチンというサイトカインは、体脂肪が増えると脂肪細胞から分泌されて脳に運ばれ、「食欲を抑えて代謝を増やしなさい」という指令を伝えます。

また、本書で取り上げた炎症性サイトカインは1つではなく、インターロイキン(IL)-1、IL-6、IL-8、ケモカインと呼ばれるものなどがあります。

第１章のまとめ

・歳をとると、代謝機能が落ちることで体の不調が起こる
・体の不調をもたらすリスクとは、活性酸素・慢性炎症・糖化（ＡＧＥの蓄積）・有害物質の４つ
・代謝が衰えると、４つのリスクに対する抵抗力が落ちて、健康を損なったり、老化が進む
・ブロッコリースプラウトに含まれるスルフォラファンには、４つのリスクを軽減する働きがある

第2章

植物由来の体を守る成分「ファイトケミカル」の力

ファイトケミカルとは、いったい何か？

◉植物が備えている「外敵から身を守る」ための物質

なぜ、ブロッコリーのような野菜の中に「酸化」「糖化」「慢性炎症」「有害物質」を抑えることのできる成分「スルフォラファン」が含まれているのでしょうか。そもそも、スルフォラファンとは、植物にとってどのような意味があるのでしょうか。

スルフォラファンは、植物が自分たちを守るために役立てている「ファイトケミカル」の一種です。ファイト（フィトともいう）とはギリシャ語で植物、ケミカルは英語で化合物という意味です。つまり、**ファイトケミカルとは、環境や外敵から植物自体を防御する化学成分**なのです。

お茶に含まれるカテキン、ぶどうに含まれるアントシアニン、大豆に含まれるイソフラボン、トマトに含まれるリコピンもファイトケミカルの一種です（図2-1参照）。

植物の外敵とは、紫外線や植物を食べようとする虫・動物です。

図2-1 ファイトケミカルの種類

分類		名称	含まれる植物	機能・効果
ポリフェノール	フラボノイド（色素）	アントシアニン	ブドウ・黒米・ブルーベリー	抗酸化作用
		イソフラボン	大豆など	更年期障害改善・骨粗鬆症予防
	フェニルプロパノイド	セサミノール	ゴマなど	抗酸化作用・動脈硬化予防
	ジアリールヘプタノイド類	クルクミン	ウコンなど	抗酸化作用・抗炎症作用・肝機能改善
	カテキン類	エピガロカテキンガレート	緑茶など	抗酸化作用
イオウ化合物	イソチオシアネート類	スルフォラファン	ブロッコリースプラウトなど	抗酸化作用・解毒作用・がん予防、抗炎症、抗糖化
	システインスルホキシド類	メチルシステインスルホキシド	ニンニクなど	解毒作用・免疫力向上
	スルフィン酸類	アリシン	ニンニクなど	抗酸化作用・動脈硬化予防
テルペノイド	非栄養系カロテノイド類（色素）	ルテイン	ホウレンソウなど	抗酸化作用
		リコピン	トマト・スイカなど	抗酸化作用
	モノテルペン（香気成分）	リモネン	柑橘類	抗酸化作用・抗アレルギー作用
	ステロイド	フィトステロール	植物油	コレステロール減少
糖関連化合物	多糖	β-グルカン	キノコ類	免疫力向上
	ステロイド配糖体	サポニン	豆類・穀物・ハーブ	抗肥満、免疫力向上
長鎖アルキルフェノール誘導体（辛味成分）		カプサイシン	トウガラシ類	体熱発生作用
		ギンゲロール	ショウガ	体熱発生作用

植物は太陽の光を浴びて成長します。いわゆる「光合成《こうごうせい》」と呼ばれるメカニズムですが、その太陽光には、紫外線が含まれています。

紫外線は殺菌効果があることからもわかるように、植物や動物の細胞にダイレクトに当たると、細胞内で活性酸素を発生させ、DNAを損傷（酸化）させます。ちなみに、私たちが日焼けをすると肌が黒くなるのは、細胞の核に直射日光が当たるのを防ぐために、メラニンという色素《しきそ》ができるためです。

そこで、少しでも紫外線のダメージを減らそうと、植物は自分たちの体を守るための物質を作り出すように進化してきました。

それが、ファイトケミカルです。虫や動物に食べられないようにするために、ファイトケミカルには苦味《にがみ》やエグミをもつようなものも現れました。

植物は、動物と違ってみずから移動することができません。ファイトケミカルとは、移動できない植物にとって、紫外線や昆虫など外敵や有害なものから体を守るために作り出された「色素や香り、辛味、苦味などの成分」なのです。たとえるなら、植物が自前で備《そな》えている「UV対策」や「虫よけ対策」といったところでしょうか。

ファイトケミカルは、私たち**人間にとっても、偶然ではありますが、有害なものから細胞を守ったり、細胞でおこなわれる新陳代謝《しんちんたいしゃ》をうながしたりする働きがあります**。

◉とくに注目すべき成分は「スルフォラファン」

ファイトケミカルの中でもとくに注目されているのが**「スルフォラファン」**です。スルフォラファンは、アブラナ科のブロッコリーなどに含まれているファイトケミカルで、イオウ化合物の一種です。

イオウは英語でsulfur（スルファ）とつづりますが、イオウを含んでいるファイトケミカルなので、スルフォラファン（sulforaphane）と名づけられました。

スルフォラファンには、酸化のダメージを抑える抗酸化、炎症や慢性炎症の原因を抑える抗炎症、糖化物質を減らす抗糖化作用が確認されています。それらの作用が、どのような効果をもたらすかは第5章で詳しく触《ふ》れます。

本来は人の体にも、植物におけるファイトケミカルと同じように、自前で体を守るしくみがあります。それらには「酵素《こうそ》」が関係しています。

◉スルフォラファンは「酵素を生むスイッチ」を押してくれる

私たちの体の中では、さまざまな化学反応が起こっています。**酵素は、その反応の仲立《なかだ》ちをする触媒《しょくばい》として欠かせないタンパク質**です。

私たちが生きていくためには、食物を摂《と》る必要があります。しかし、食べたものは、そのままでは利用することができません。食べたものを消化・分解したり、エネルギーを生み出す必要があります。

そこで活躍するのが、酵素なのです。私たちの体の中では、3000種類とも5000種類ともいわれるほどの多くの酵素が、生命を維持するために働いてくれています。

私たちの体で作られる酵素は、大きく次の2種類に分けられます。

①食べ物の分解や消化をおこなう「消化酵素」

②細胞の修復や新陳代謝などをおこなう「代謝酵素」

①の消化酵素は、小・中学校の理科の教科書にも登場するので、ご存じの方も多いでしょう。

唾液《だえき》に含まれるデンプンを分解する酵素（＝アミラーゼ）や、胃腸で分泌《ぶんぴつ》されるタンパク質や脂肪を分解する消化酵素（＝ペプシンやリパーゼ）などがあります。

②の代謝酵素は解毒《げどく》（デトックス）、活性酸素の除去に深く関係しています。

若いときには、第1章で紹介した健康を損ねる4つの要因＝「酸化」「糖化」「慢性炎症」

「有害物質」を打ち消すだけの十分な酵素が分泌されています。しかし、**年齢を重ねるにしたがい、酵素を作り出したり、働かせたりする機能がだんだんと低下していきます。**

すると、体調を崩したり、病気になりやすくなったりします。活性酸素を取り除くことや、有害な物質を解毒することができなくなることで、体がダメージを受けるのです。

加齢だけでなく、ストレスや生活習慣の乱れなども、酵素の不足や働きが悪くなる原因となり、病気や健康障害が発生します。

このように、スルフォラファンは、細胞内でさまざまな代謝の酵素を生み出すためのスイッチを入れる物質として機能します。詳しいメカニズムは第4章で紹介します。

◉抗酸化物質と抗酸化酵素の違いとは？

同じファイトケミカルでも、アントシアニン、カテキンやリコピンなどの抗酸化物質は、それ自体が活性酸素から酸素を奪い、みずから酸化することによって活性酸素のダメージを減らそうとします。

したがって、体の中で絶《た》えず発生する活性酸素を減らすには、抗酸化物質を常に摂り続ける必要があります。

ところが、大量に摂っても利用されない抗酸化物質は、尿などとして体外に排泄《はいせつ》されてしまいます。また、体外にスムーズに排泄されないと、酸化した抗酸化物質そのものが有害な物質として滞留《たいりゅう》してしまう可能性もあります。

いっぽうで酵素は、それ自体が酸化したり、有毒物質に働きかけるのではなく、活性酸素を分解したり、有害物質を排泄したりする、いわゆる**代謝を活発にする触媒として機能**

図2-2 抗酸化物質であるビタミンCを1とした場合の抗酸化能力の比較

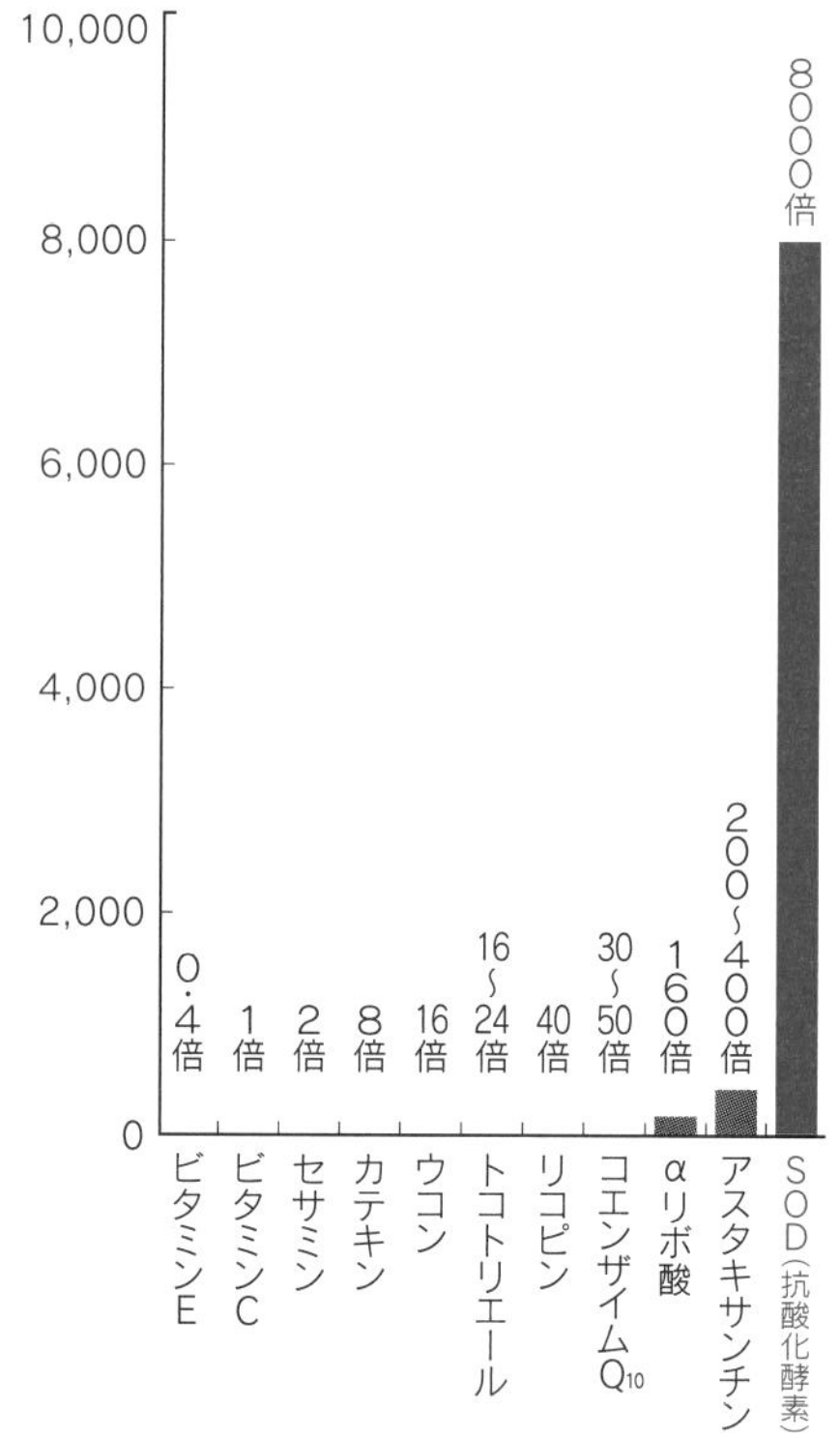

私たちの体内にある抗酸化酵素、SOD(スーパー・オキサイド・ディスムターゼ)と抗酸化物質であるビタミンCとの反応速度を比較すると、SODはビタミンCの8,000倍の活性酸素を消す能力がある。つまり、私たちの体内で主に活性酸素を消去しているのは酵素としてのSODであり、抗酸化のためには自分のSODを増やすのが、最も効果的である

＊『フリーラジカルの科学』吉川恵一(講談社刊)、『活性酸素』中野稔ら編(共立出版刊)に記載されている数値より算出

します。反応が進んでも酵素自体は消費されたり、変化したりしないので、**少ない量で、長い時間にわたり、その効果を持続させることができます**。

抗酸化物質であるカテキンやリコピンと、スルフォラファンによって誘導される抗酸化酵素の1つであるSOD（スーパー・オキサイド・ディスムターゼ）を比べた場合、同じ量ではSODのほうがカテキンの1000倍、リコピンの200倍も、活性酸素を減らす効果があるという研究結果もあります（図2-2参照）。

どれくらいの期間、効果があるのかについては、第4章で触れます。

◉発芽野菜なら効率的にファイトケミカルが摂れる

発芽したての植物には、これから成長していくための有用な成分がぎっしり詰まっています。

当然、ファイトケミカルも濃縮《のうしゅく》されたかたちで含まれているので、**発芽したてのスプラウトの状態なら、ファイトケミカルを効率的に摂ることができる**のです。

実際、ブロッコリースプラウトには、同じ重量で比較した場合、成熟したブロッコリーの20倍以上、比較するものによっては50倍ものスルフォラファンが含まれています。

また、20グラムのブロッコリースプラウトと同じ効果を期待した場合、1キログラムを超えるブロッコリーを、しかも生で食べる必要があります。なぜ、生で食べるべきなのかは、第6章154ページを参照ください。

種子をばらまくための「果物のすごい知恵」

同じ植物でも、果物は、種子をばらまくための巧《たく》みな戦略をもっています。実が熟したあとは、動物に食べてもらい、動物が移動したところで、糞《ふん》の中に種だけ残してもらい、その場所で発芽するような戦略をとっているのです。

ところが、果物として熟す前、つまり発芽できる種を作るまでは、ファイトケミカル特有の苦味やエグミで動物に食べられないように防御しています。熟すとファイトケミカルは苦味やエグミを打ち消すようなかたちになります。渋柿《しぶがき》などが典型的な例です。

成長段階に応じてファイトケミカルが増えたり、減ったりするという巧みなコントロールで種を繁栄させようとしているのです。

第2章のまとめ

- ファイトケミカルとは、植物がもっている、防衛機能を備えた物質
- スルフォラファンは、ブロッコリーがもつファイトケミカル
- 人間の体内では、代謝のためにさまざまな酵素が働いている
- スルフォラファンは、代謝酵素を誘導する働きがある
- 代謝酵素は触媒として働くために、少量で効果を持続させることができる

第3章

スルフォラファンの優れた効果はこうして発見された

タラレー博士が突きとめたスルフォラファンの「がん予防効果」

◉「植物の力でがん予防」と考え、多くの野菜を調査

ブロッコリーに多く含まれるファイトケミカルの「スルフォラファン」が注目されるようになったのは、がん予防研究の権威である米国ジョンズ・ホプキンス大学医学部教授のポール・タラレー博士の功績によるところが大きいといえます。

タラレー博士は、マサチューセッツ工科大学に進学。生物物理学を専攻後、シカゴ大学、エール大学で医学を学び、消化や吸収、代謝《たいしゃ》、排出などあらゆる体の働きにとってなくてはならない「酵素《こうそ》」の研究に取り組みました。ちなみに、博士が直接医学部に入学していないのは、米国は日本と違い、通常の四年制の大学を修了しないと医学部への入学が許されないからです。

博士は、酵素研究のいっぽうで、がん研究への意欲をずっともち続けていました。それは、最初に医学を学んだシカゴ大学で出会い、生涯の師と仰《あお》いだチャールズ・ハギンズ博士の影響によるものでした。ハギンズ博士は、切除する以外にがんの治療法がなかった時

代に、前立腺《ぜんりつせん》がんのホルモン療法を見出《みいだ》したことによって、ノーベル生理学・医学賞を受賞した人物です。

タラレー博士は、がんを化学物質の投与のみで抑え、多くの命を救ったハギンズ博士の研究に強い衝撃を受け、みずからも、がんの撲滅《ぼくめつ》に貢献する研究に携《たずさ》わりたいと考えるようになったのです。

タラレー博士は1963年にジョンズ・ホプキンス大学に活動の拠点を移し、研究テーマを本格的に「がんの予防」へとシフトしていきます。

当時、がん予防研究の分野はほとんど注目されていませんでした。なぜなら、がんは「なるか、ならないか」の病気であり、予防できるものではないと考えられていたからです。

1974年、タラレー博士の研究に転機が訪れます。当時、食品添加物《てんかぶつ》として広く使用されていたBHA（ブチルヒドロキシアニソール。現在は使用中止となっている）と呼ばれる物質に、人体の解毒《げどく》代謝に関わるGST（グルタチオン-S-トランスフェラーゼ）と呼ばれる酵素をさかんに作り出す働きがあるのを発見したことがきっかけでした。

それまでの研究で、BHAには腫瘍が形成されるのを抑える効果があり、GSTには発がん物質を体の外に排出する働きがあることが明らかになっていました。

タラレー博士は、存在を実感しにくいけれども、人間の体にもさまざまな酵素が存在し、健康維持に欠かせない働きをしていることに気づきました。

しかも、酵素の働きは個人差があり、年齢を重ねるごとに働きが弱くなることもわかったのです。

たとえば、ある種の酵素の多い・少ないによって、アルコールに強い人・弱い人の差が出る。しかも同じ人でも、加齢とともにアルコールに弱くなっていく――これは、年齢を重ねるにしたがって、その酵素の量が減るからではないか、と考えたのです。

がんに罹患《りかん》する人も加齢とともに急激に増加していきます。これも同様に、体の健康を守ってくれる酵素の量が減ってくるからではないか、と考えました。

こうしたことから、タラレー博士は「ＢＨＡのような、体の解毒代謝に関わる酵素を誘導する化学物質を摂取《せっしゅ》すれば、がんを予防することができるのではないか」という仮説を立てたのです。

当時から、大規模な病気と食習慣の調査（疫学《えきがく》的調査と呼ばれます）によって、「野菜を比較的多く摂取する人には、がん患者が少ない」ということも知られていました。タラレー博士は**「がんを予防するには、植物の力が有効なのではないか？」**と考えるようになります。

植物は、紫外線や虫などの外敵から身を守るために、さまざまな成分を作り出します。この成分とは、第2章で取りあげた「ファイトケミカル」のことです。

タラレー博士は、これらの成分の中に私たちの体に有効なものがあるのではないか、と考えました。

そして、どの野菜をどのように食べれば、効果的に有効成分を摂《と》ることができるのか、数多くの野菜を調査したのです。

◉スルフォラファンに、腫瘍の形成を抑える効果を発見！

アブラナ科の植物には、ブロッコリー、キャベツ、芽キャベツ、カリフラワー、大根、ワサビなど、数多くの種類があります。これらのアブラナ科の野菜に共通するのは、独特の辛味《からみ》やツーンと鼻にくる刺激です。

そのもとになっている成分は、「イソチオシアネート」というイオウ化合物です。

タラレー博士は、アブラナ科の植物のうち、解毒酵素の働きを最も強力に活発にしてくれるのがブロッコリーであることを明らかにしました。

ブロッコリーをよく噛んで食べると、イソチオシアネートの一種である「スルフォラファン」という物質が作り出されます。この**スルフォラファンこそ、解毒酵素の働きを活発にする力が非常に強い**ことを突きとめたのです。

さらに1994年、タラレー博士は、スルフォラファンが解毒酵素を誘導し、発がん物質による腫瘍（化学発がん）の形成を抑えることを、マウスを使った動物実験で発見しました。

この実験では、強力な発がん物質を注射したマウスを2つのグループに分けて、1つのグループにだけブロッコリーから抽出《ちゅうしゅつ》したスルフォラファンを与え、スルフォラファンを与えなかったグループと腫瘍ができる状況を比較しました（図3-1参照）。

その結果は、次のとおりでした。スルフォラファンを与えたグループの腫瘍の発生率が、与えなかったグループの半分以下になったのです。

・スルフォラファンを与えたグループ…**腫瘍発生率26%**
・スルフォラファンを与えなかったグループ…**腫瘍発生率66%**

このように、スルフォラファンは腫瘍ができるのを抑えるパワーが強いということが確認されたのです。

図3-1 スルフォラファン投与の有無による腫瘍発生率の違い

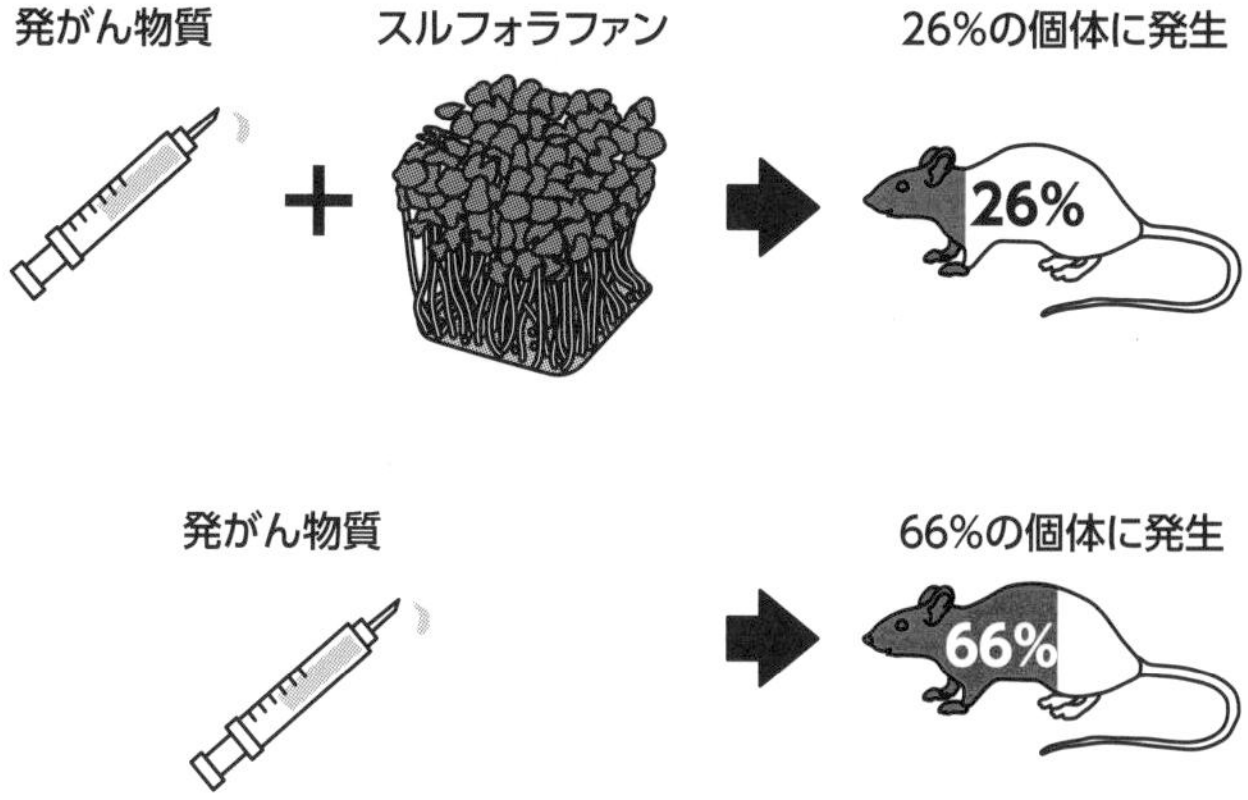

図3-2 スルフォラファンの投与量の違いによるマウス1匹あたりに発生する腫瘍の数の比較

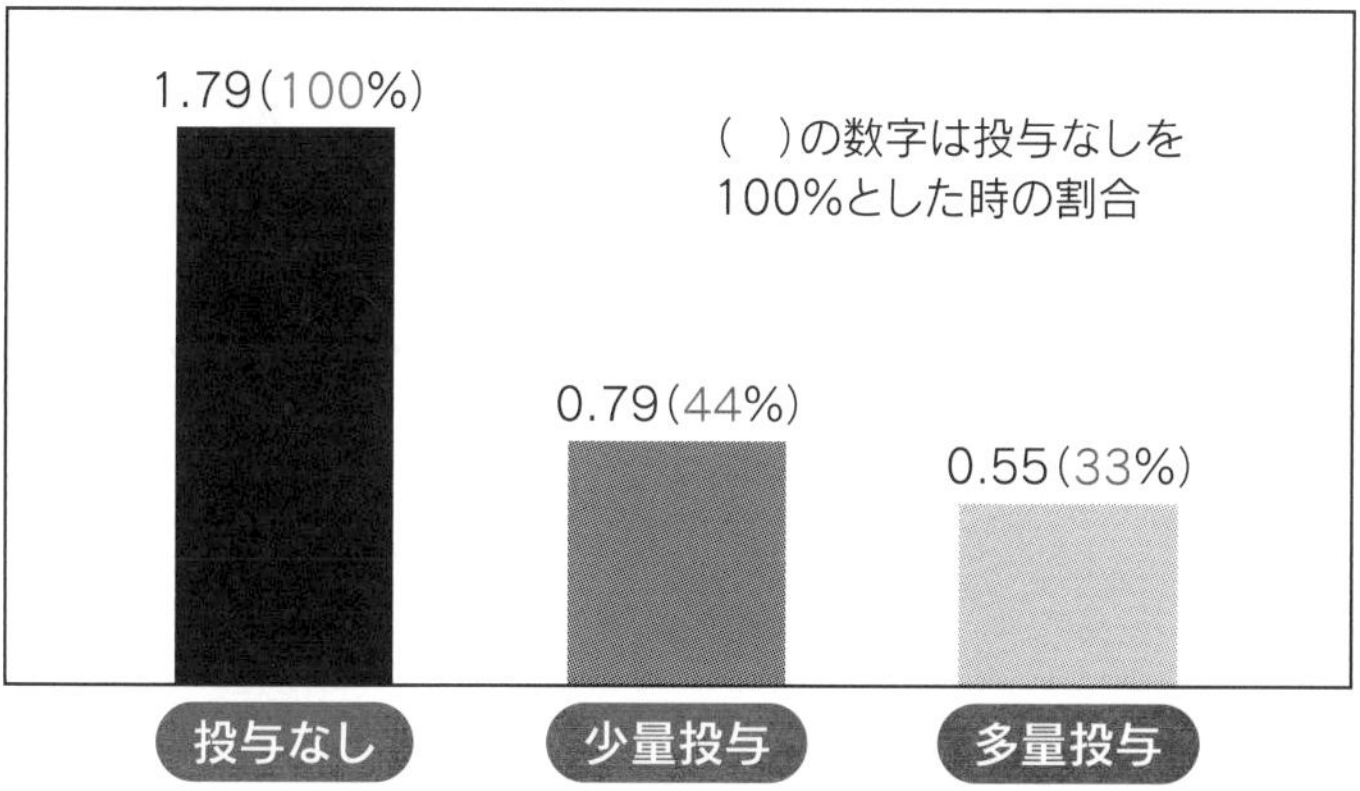

スルフォラファンを投与すると半分以下の発生量になり、多く投与すると、投与しなかったマウスの3割程度まで腫瘍が減少した

＊ジョンズ・ホプキンス大学 タラレー教授の研究より

また、タラレー博士は、スルフォラファンを与える量の違いによって、マウス1匹あたりにできる腫瘍の数に、どのような差が出るかを比べる実験もおこないました。

すると、スルフォラファンを与えなかったグループを100%とした場合、**少しだけスルフォラファンを与えたグループは44%、大量にスルフォラファンを与えたグループは33%にまで、腫瘍の発生が抑えられる**という結果になりました（前ページ図3-2参照）。

この2つの実験は、スルフォラファンが発がん物質の毒性を消し、腫瘍ができるのを効果的に抑えてくれることを示しています。また、**スルフォラファンの量が多いほど、その働きが大きい**ことも示しています。

スルフォラファンは、がん細胞を攻撃する細胞の働きを活発にしたり、がん細胞を直接攻撃したりするわけではありません。**発がん物質を無毒化するしくみに働きかけて、がんになるのを予防することに役立っている**のです。**がんの治療ではなく、あくまでも予防効果が証明された**のです。

そのメカニズムについては、第5章で詳しく解説します。

◉ブロッコリーの品種によって、スルフォラファン含有量は異なる

以上のように、タラレー博士は、ブロッコリーに含まれているスルフォラファンが、がんの予防にとって非常に有効な成分であることを明らかにしました。

では、ブロッコリーであれば、どれを食べても同じような効果を得ることが期待できるのか？　というと、実はそうではありません。なぜなら、ブロッコリーの品種によって、スルフォラファンを含む量には大きな違いがあるからです。

次ページ図3-3のグラフは、タラレー博士たちが、スーパーマーケットで売られている冷凍ブロッコリー（7種類）と生鮮ブロッコリー（22種類）の「キノンレダクターゼ誘導活性」を比べた実験結果を示したものです。スルフォラファンの働きの違いを小さいものから大きなものに並べています。

キノンレダクターゼは解毒酵素の一種で、スルフォラファンの濃度に応じて作り出されるものです。そのため、この酵素の誘導活性の高さは、スルフォラファンの含有量《がんゆうりょう》の多さを表す指標になるとされています。

次ページ図3-4のグラフのように、スルフォラファンはアブラナ科の野菜の中でも、とくにブロッコリーに多く含まれています。

図3-3 ブロッコリーの品種によって、スルフォラファン含有量は大きく異なる

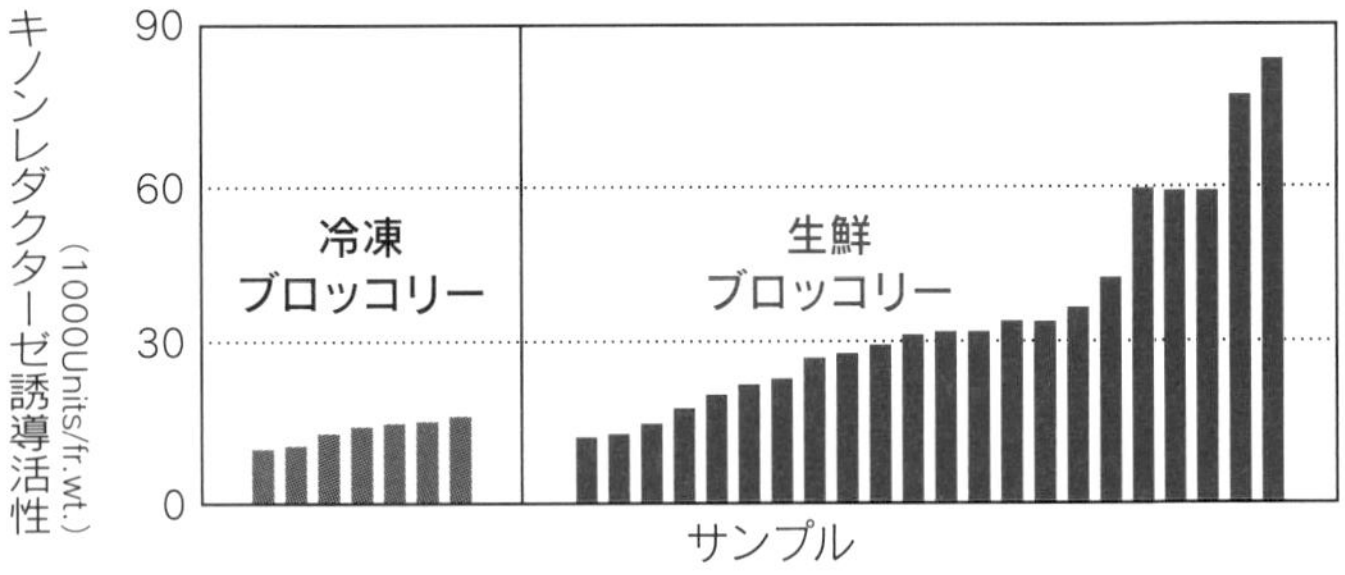

スーパーマーケットで売られている29品種のブロッコリー(冷凍・生鮮)を冷凍・生鮮のそれぞれに分けて、酸化還元酵素であるキノンレダクターゼの誘導活性が少ないものから多いものの順に並べ変えたもの。
誘導活性量によって、スルフォラファンの含有量の違いがわかる。冷凍のものは生鮮よりも全体的に少なく、生鮮のものでも含有量には最大8～9倍の違いがあることがわかる

*Talalay P.,Proceedings of American Philosophical Society.Vol.143,No.1,1999,Pp52-72

図3-4 アブラナ科の野菜のSGS含有量

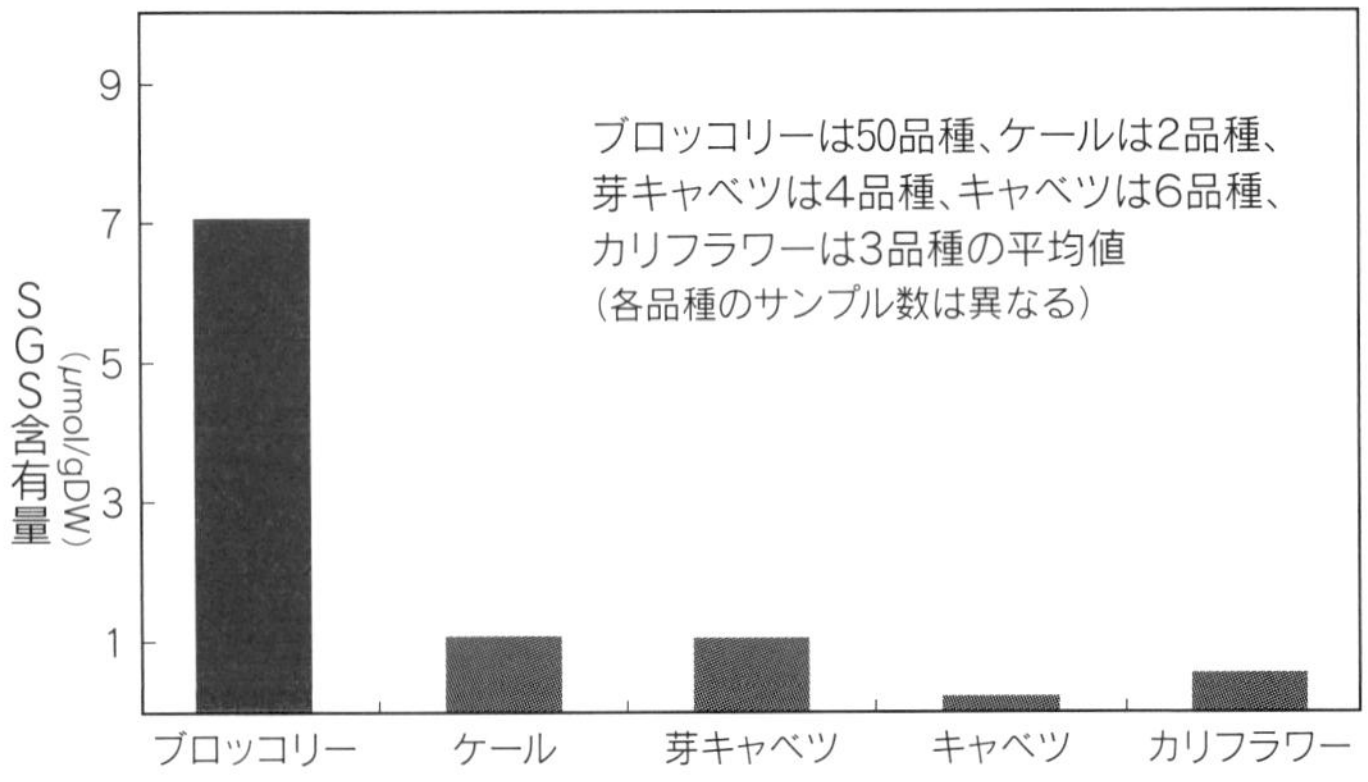

スルフォラファンのもとになるSGS(6章152ページ参照)は、ブロッコリーが圧倒的に多く、平均するとケールの7倍もの含有量があった

*Jeffery H.,Journal of Agricultural and Food

図3-5 ブロッコリーの解毒酵素誘導活性（発芽後日数による変化）

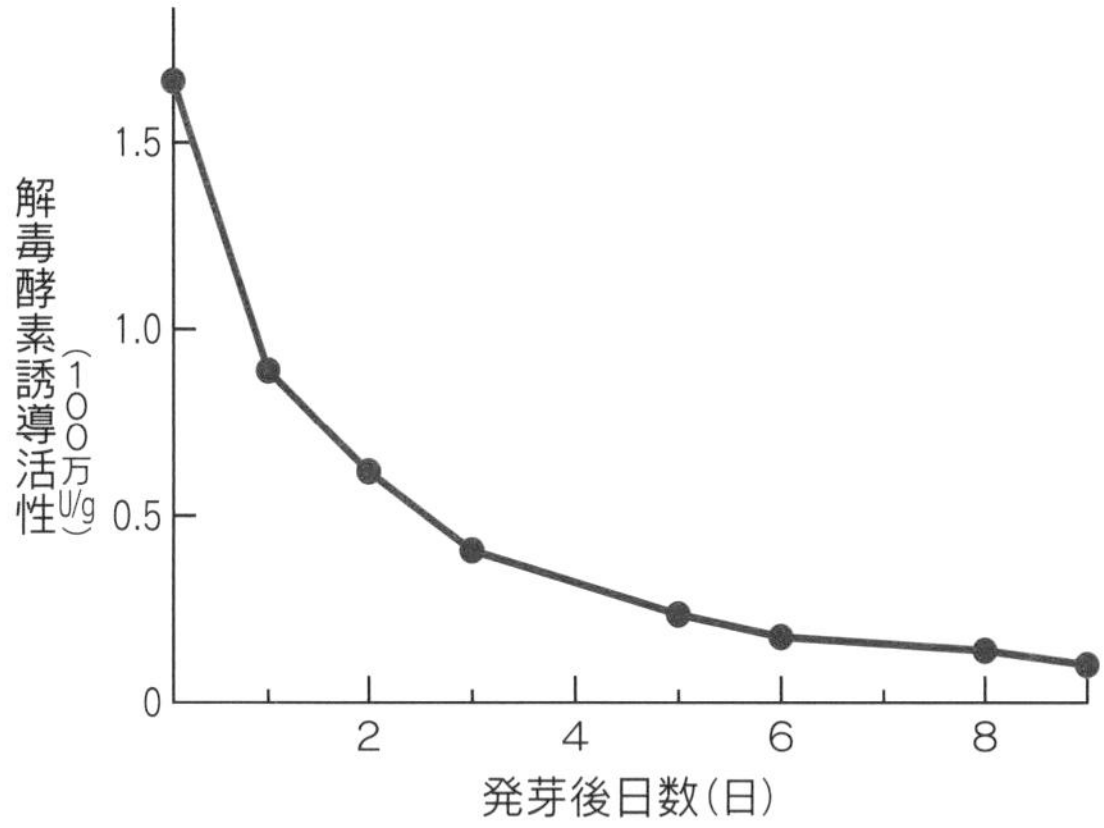

スルフォラファンの量は、種に含まれる最初の量で決まる。成長するにしたがって、ブロッコリーの重量も増えるので、グラムあたりのスルフォラファンの能力が減少するように見える

＊ジョンズ・ホプキンス大学 タラレー教授の研究より

ただし、冷凍と生鮮を比べたグラフ（図3-3）からわかるように、**スルフォラファンの含有量は品種によってかなり大きく異なる**ことが確認されました。バラつきはかなり大きく、最大で8～9倍もの差になっています。

◉発芽してすぐのスプラウトほど、酵素を誘導する力が強い

さらに、タラレー博士たちは「ブロッコリーの成長段階によって、スルフォラファンの含有量や酵素を誘導する力にどのような違いがあるか」ということも調査しました。

ブロッコリーを種から育て、その生育日数によって解毒酵素を誘導する能力

（誘導活性）がどう変化するかを調べる実験をおこなったのです（前ページ図3－5参照）。

その結果、発芽してすぐの段階（スプラウト）の能力が最も高く、生育日数が長くなるにつれて、能力がしだいに弱くなっていくことが明らかになりました。つまり、**「スルフォラファンの濃度は、生育日数の短いスプラウトほど高い」**ことを示しています。

スルフォラファンの量自体が変わっていくわけではありません。スルフォラファンは種に含まれており、種1粒あたりの量は同じです。

しかし、発芽してスプラウトが成長すると、体積や水分量が増えるため、同じグラム単位あたりではスルフォラファンの量が減ったように見えるのです。

発芽して何日目のブロッコリースプラウトが最適か？

●解毒酵素を誘導する活性は、成熟ブロッコリーの20倍以上！

タラレー博士たちの研究によって、発芽したばかりのブロッコリースプラウトには高い濃度のスルフォラファンが含まれており、解毒酵素を誘導する力が高いことが明らかになりました。

タラレー博士は、スルフォラファンの濃度に加え、ほかの栄養成分はどうか、おいしく食べることができるか、などといった要素のバランスもふまえ、特定品種の発芽3日目の状態のブロッコリースプラウトが最適であるとしました。

この発芽3日目のブロッコリースプラウトは、成熟ブロッコリーの20倍以上、場合によっては50倍の解毒酵素を誘導する力（誘導活性）があることが確認されています。

「ブラシカマーク」は本物の高濃度スルフォラファンの目印

◉ブロッコリースプラウトは「どれも同じ」ではない

タラレー博士たちの論文発表をきっかけに、有効成分のスルフォラファンを含むブロッコリースプラウトは世界中で脚光《きゃっこう》を浴び、当時のアメリカでは一大ブームとなるほど大人気の野菜となりました。

日本でも、2000年を過ぎたころから、ブロッコリースプラウトがスーパーマーケットなどで広く取り扱われるようになりました。現在、さまざまな商品が陳列棚に並んでいるのは、みなさんもよくご存じのとおりです。

では、ブロッコリースプラウトであれば、どの商品でも同じように優《すぐ》れた効果が期待できるのでしょうか？

答えはNOです。ブロッコリースプラウトは、**品種や栽培方法によって、スルフォラファンを含む量に大きな差がある**のです。

数多い商品の中には、スルフォラファンをほとんど含んでいないブロッコリースプラウトも増えています。これは、61ページで述べた、タラレー博士が成熟ブロッコリーのスルフォラファンの含有量を調べたものと同じ理屈です。

ブロッコリースプラウトは、やはり「スルフォラファンをどれだけ豊富に含んでいるか」が決め手です。というのも、**スルフォラファンの量が多いと、それだけ高い解毒酵素を誘導できる**ことが確認されているからです（59・60ページ及び86ページ参照）。

ただし、スルフォラファンがどのくらい含まれているか、見た目だけではわかりません。商品によっては、同じブロッコリースプラウトでも、スルフォラファンの含有量に10倍もの差があります。

スーパーマーケットなどでブロッコリースプラウトを選ぶときには、スルフォラファンの含有量が表記されているかどうかを見る必要があります。表記されていたら、その量を比べて、含有量が多いものを選ぶようにしてください。

◉ブームとともに、粗悪なスプラウトまでもが市場に…

アメリカでは、ブロッコリースプラウトの一大ブームが起こるいっぽう、そのブームに便乗《びんじょう》して、スルフォラファンをほとんど含んでいないブロッコリースプラウト商品が横行《おうこう》する事態が発生しました。

真に効果が期待できるブロッコリースプラウトとはまったく異なる、スルフォラファンを含む量が少ないブロッコリースプラウトが生産され、食卓にのぼっている状況を何とかしたい——タラレー博士はそう考えました。

そこで、ブロッコリースプラウトについて、品種やスルフォラファンを含む量、栽培方法、検査方法にいたるまで、厳しい認定基準を設けたのです。

その基準を守るためには、原料となる種は、タラレー博士によって指定された量のスルフォラファンを含む特定の品種だけを使用する必要があります。

◉認定基準をパスした商品に「ブラシカマーク」を付与

そして、その厳しい認定基準をパスした、**高い濃度のスルフォラファンを含むブロッコ**

リースプラウトにのみ「ブラシカマーク」を与えることにしたのです。

このマークは、スルフォラファンの含有量が確かなブロッコリースプラウトであることを保証する印となっています。

先ほど、ブロッコリースプラウトを選ぶときには、スルフォラファンの含有量をチェックする必要があると述べましたが、ブラシカマークがついている商品であれば品質の高さは折り紙つきなので、安心して買うことができます。

現在、健康の維持や病気の予防のために、サプリメントを利用している人がとても多くなっています。

しかし、サプリメントで摂れるのは、

図3-6 ブラシカマーク

ブラシカマークは米国ジョンズ・ホプキンス大学が設定した、
スルフォラファン量などの基準をクリアしたことを示すマーク

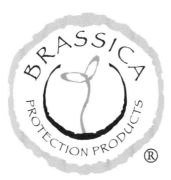

スルフォラファンの一歩手前の物質（スルフォラファングルコシノレート＝SGS）であり、スルフォラファンそのものではありません。また、吸収率も高くはありません（第6章152ページ参照）。

スルフォラファンを摂取するなら、生のブロッコリースプラウトを食べることはとても大切です。スルフォラファンを発見したタラレー博士も、次のように話しています。

「野菜には、まだ発見されていない有効な物質が数多くあります。これらの物質やスルフォラファンなどをすべて体に取り入れることにより、それらが相まって体によい影響を与えてくれると考えられます。ですから、できるだけ加工していないフレッシュな野菜をまるごと食べることをおすすめします」

少ない量で効率よく、効果的にスルフォラファンをはじめとしたさまざまな有効成分を摂ることができるブロッコリースプラウトは、私たちの健康維持にとって強い味方といえます。

この章では、タラレー博士が「スルフォラファンに、がんの予防に優れた効果がある」

ことを発見するまでの経緯を見てきました。

次章では、スルフォラファンがどのように体によい作用を及ぼすのか、そのメカニズムを詳しく紹介します。

スプラウトは、はるか昔から食べられていた

スプラウトは、日本語に訳すと「発芽野菜」です。カイワレ大根も「スプラウト」の一種です。

実は、「カイワレ大根」という特定の種類の植物はありません。葉の形が、ちょうど貝を2つに割ったような形になっているので、「貝割れ大根」と名づけられたのです。大根の成長過程の状態を指しています。

日本では、平安時代に貴族がカイワレ大根を食べていたという記録があります。また西洋では、その栄養価が注目され、長い航海の中で活用されました。探検家のジェームズ・クックは、航海に先立って大麦の種子を大量に船に積み込み、そのスプラウトを船乗りたちの栄養源にしたといわれています。

第3章のまとめ

・タラレー博士によって、スルフォラファンが腫瘍の形成を抑える効果が発見された
・スルフォラファンは、量が多いほど、その働きも強くなる
・発芽間もないブロッコリースプラウトは、スルフォラファンの濃度が高い
・ブロッコリーの品種や育て方によって、含まれるスルフォラファンに大きな差がある
・見た目ではスルフォラファンの量はわからないので、ブロッコリースプラウトを選ぶときは「ブラシカマーク」がついたものを選ぶとよい

第4章

スルフォラファンは なぜ、体に有用なのか？

スルフォラファンには、どんな作用がある？

◉解毒・抗酸化・抗炎症・抗糖化作用で、体の防御システムを強化

ブロッコリースプラウトに豊富に含まれるスルフォラファンは、解毒《げどく》、抗酸化、抗炎症、抗糖化作用をもつことが明らかになっています。ただし、スルフォラファンが直接、活性酸素を減らしたり、有害物質を解毒したり、炎症を抑えたりするわけではありません。

私たちの体には、活性酸素を取り除く「抗酸化」や、有害物質を無毒化して体の外に排出する「解毒」などの働きがもともと備《そな》わっています。この2つの作用には、酵素《こうそ》の働きが大きく関わっています。

そして、酵素が人体の中で起こっているさまざまな「化学変化」を仲介しています。細胞内で物質が変化したり、移動したりしていることを代謝《たいしゃ》といいますが、その代謝を酵素が活発にし、結果として健康な状態が保たれているのです。

しかし、加齢やストレス、生活習慣の乱れによって、作り出される酵素の量が少なくなったり、働きが悪くなったりすると、活性酸素を取り除くことや、有害な物質を解毒することができなくなり、体にダメージが生じます。

また、活性酸素のストレスは、糖化や慢性炎症をさらに悪化させます。これらが積み重なることによって、体の機能が衰《おとろ》えて老化が進んだり、健康が損なわれたりします。

スルフォラファンは、**健康を損なう4つのリスク（酸化・糖化・炎症・有害物質）を抑え、体が本来備えている防御力を高めてくれます**。

具体的には、活性酸素を減らし、体に取り込まれた有害物質を解毒したり、体外に排出したりします。また、慢性炎症のもとになる炎症性サイトカインを抑える働きもあります。

さらには、老化の原因物質ともいわれるAGEを減らす働きまであるのです。

スルフォラファンによる解毒・抗酸化のメカニズム

スルフォラファンは、解毒・抗酸化のメカニズムにどのような影響を及ぼしているのでしょうか？　それを解き明かすには、少し遠回りになりますが、細胞内で酵素が作られるしくみをまず理解する必要があります。

◉体内で酵素が作られるしくみ

私たちの細胞には、DNAと呼ばれる物質に遺伝子情報が組み込まれています。この遺

図4-1 細胞でタンパク質が作られるプロセス

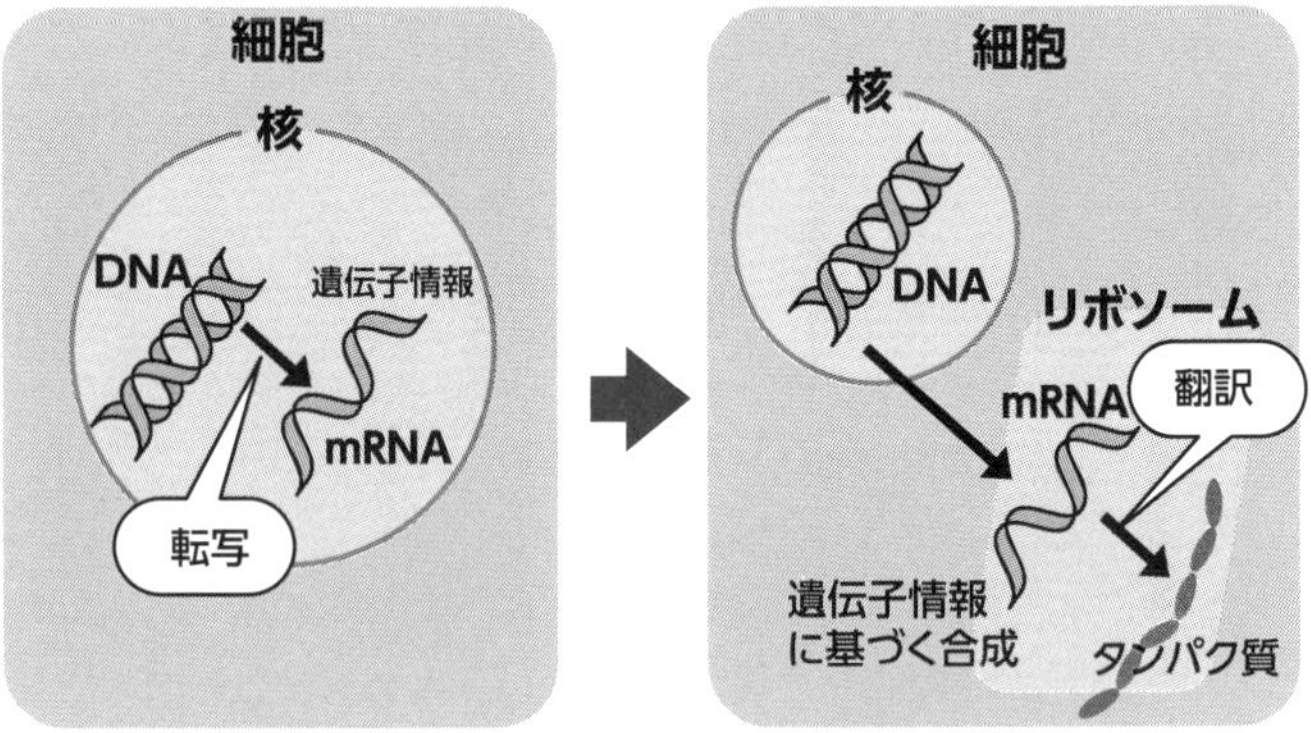

メッセンジャーRNA(mRNA)が、核内でDNAから遺伝子情報を受け取る(=転写)。さらに、mRNAがリボソームに移動し、DNAから受け取った遺伝子情報をもとに、タンパク質を次々と合成する(=翻訳)

伝子情報がもとになって、さまざまな物質が作られるのです。

酵素もその1つです。細胞には遺伝子情報を読み取り、その情報を伝えるRNA(正確にはメッセンジャーRNA＝mRNA)と呼ばれる物質も存在しています。

RNAはDNAから遺伝子情報を読み取り、自分の中に取り込みます。これを「転《てん》写《しゃ》」といいます。

RNAはその後、「リボソーム」と呼ばれる、いわばタンパク質の製造・合成装置に移動します。

そこでは、RNAによって伝達される情報をもとに、次々とタンパク質が作られます。これを「翻訳」といいます(図4-1参照)。

酵素もタンパク質ですから、基本的にはこのようなプロセスで作られます。

ＤＮＡには遺伝子の膨大《ぼうだい》な情報が存在しますが、すべての情報が転写され、翻訳されるわけではありません。遺伝子として機能する状態、つまり、**遺伝子にスイッチが入らないと転写されず、タンパク質は作られない**のです。

逆にいえば、**スイッチが入っている遺伝子の情報が転写され、それに基《もと》づいた酵素などのタンパク質が作られる**のです。

◉私たちの体を守る「Nrf2-Keap1防御システム」とは？

では、どのような場合に、ＤＮＡの遺伝子にスイッチが入るのでしょうか。

それは、細胞内に活性酸素が増え、ストレスにさらされたときです。そのときに遺伝子にスイッチが入り、ＲＮＡによって転写され、抗酸化酵素が作られ、活性酸素を減らす働きをします。


このメカニズムを詳しく見ていきましょう。

私たちの体には、解毒酵素や抗酸化酵素を作り出して体を守る**「Nrf2-Keap1（エヌアールエフツー・キープワン）防御システム」**という機能が備わっています。

図4-2 Nrf2が生体防御の遺伝子にスイッチを入れるしくみ

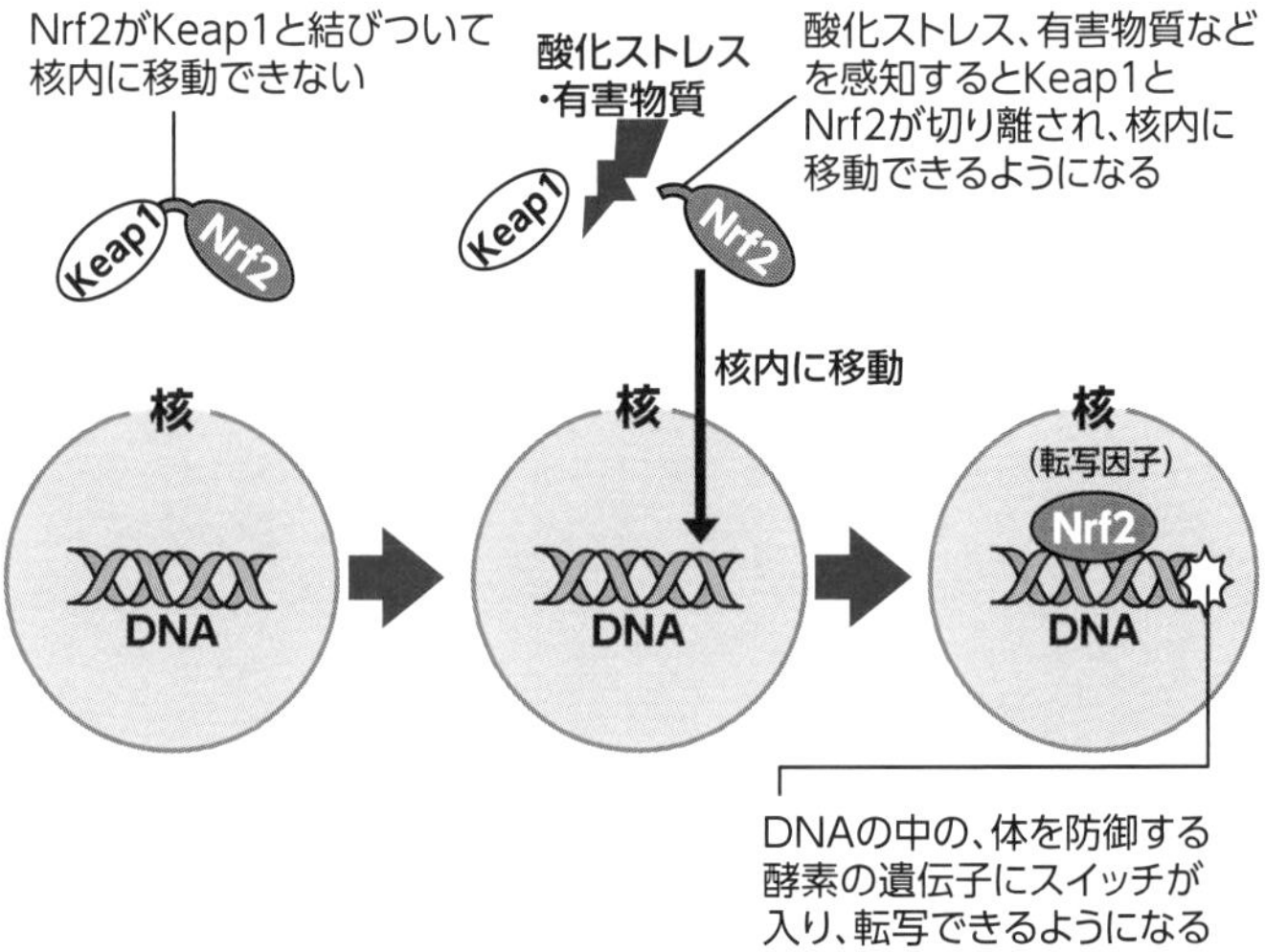
Nrf2がKeap1と結びついて
核内に移動できない
Keap1
Nrf2
酸化ストレス
・有害物質
酸化ストレス、有害物質など
を感知するとKeap1と
Nrf2が切り離され、核内に
移動できるようになる
核内に移動
核
DNA
(転写因子)
DNAの中の、体を防御する
酵素の遺伝子にスイッチが
入り、転写できるようになる

細胞内には、「Nrf2」(エヌアールエフツー)と「Keap1」(キープワン)と呼ばれる物質が存在し、その2つは、ふだんは結合しています。

ところが、体の中に有害物質が入り込んできたり、活性酸素が発生したりすると、細胞はストレスにさらされてしまいます。そのとき、活性酸素や有害物質とKeap1が結びつき、Nrf2がKeap1から離れて、自由に動き回れるようになります。

Keap1から離れて自由になったNrf2は、細胞内の核の中に入り、そこにあるDNAの、ある部分と結びつくことによって、解毒酵素や抗酸化酵素の遺伝子が機能するように働きかけます。

その結果、遺伝子の情報をもとにして、解毒酵素や抗酸化酵素がたくさん作られることになるのです(図4-2参照)。

つまり、Nrf2は**DNAの遺伝子が発現できるようにスイッチを入れる働き**をしているわけです。このシステムが「Nrf2-Keap1防御システム」です。

Nrf2は、DNAに結びついて、一部の遺伝子の発現のスイッチを入れる役割がありますが、このような物質は、RNAへの遺伝子の転写をうながすという意味で「転写因子」と呼ばれます。

◉スルフォラファンこそが「防御システムを動かす」カギ

スルフォラファンを摂ると、細胞が有害物質や活性酸素にさらされたときと同じことが起こります。Keap1が、スルフォラファンを有害物質や活性酸素のようなストレスと勘違いし、Nrf2から離れてスルフォラファンと結びつくのです。

すると、Nrf2が自由の身となり、核の中に入ってDNAと結合し、酵素を作る遺伝子にスイッチを入れます(次ページ図4-3参照)。その結果、解毒酵素や抗酸化酵素をたくさん作り出すのです。スルフォラファンは、活性酸素や有害物質と違って害はなく、た

図4-3 スルフォラファンが酵素の遺伝子にスイッチを入れるしくみ

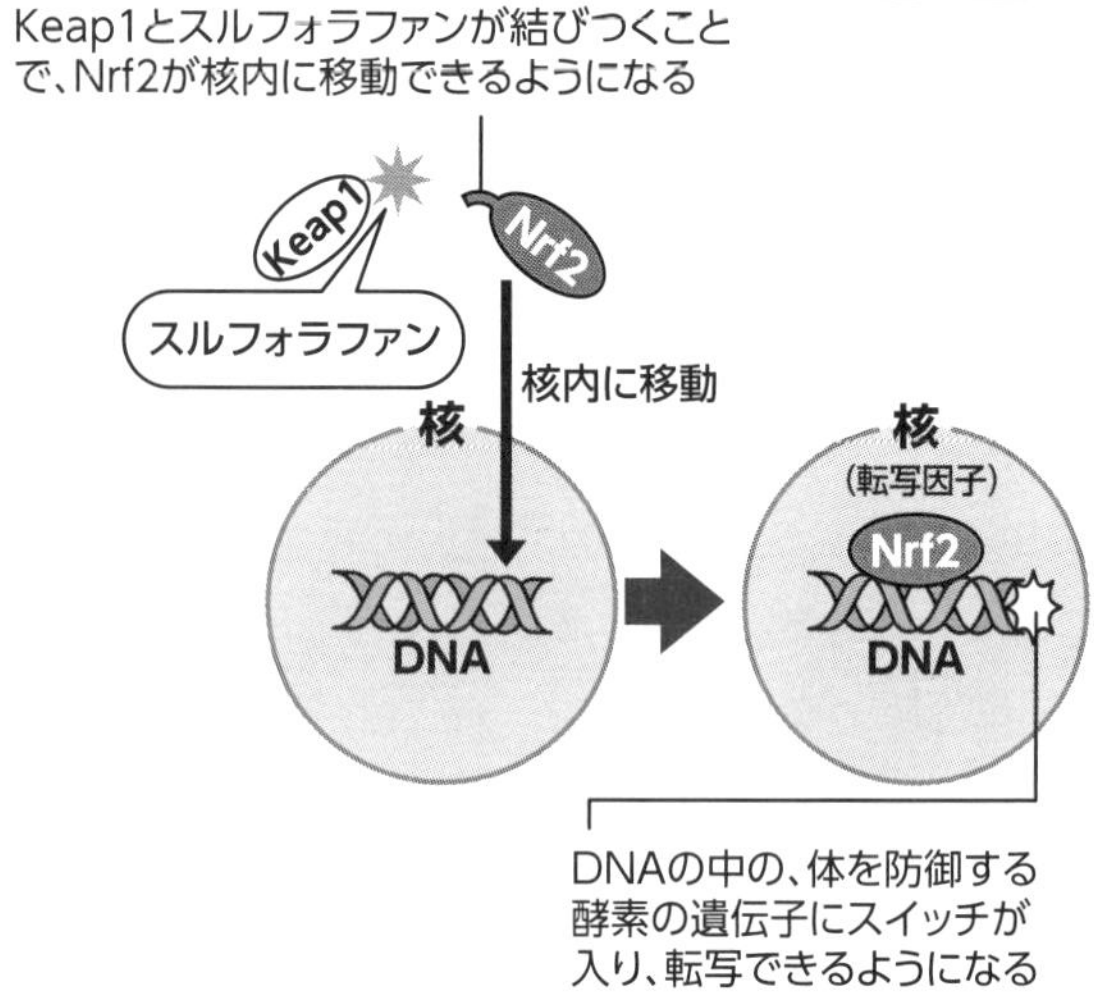

Keap1とスルフォラファンが結びつくことで、Nrf2が核内に移動できるようになる
Keap1
Nrf2
スルフォラファン
核内に移動
核
DNA
核
(転写因子)
Nrf2
DNA
DNAの中の、体を防御する酵素の遺伝子にスイッチが入り、転写できるようになる

くさん摂《と》ったからといって健康を損なうことはありません。

スルフォラファンは、いわば「体への害が心配ないストレス」であり、有害物質や活性酸素と同様にKeap1が察知して反応する物質です。つまり、**スルフォラファンは防御システムを始動させるきっかけになる**ということです。

◉炎症性サイトカインの発現を阻止する

転写因子であるNrf2は、スイッチを入れるだけでなく、ある遺伝子には、発現を阻止するような働きをします。**転写因子はDNAと結びつき、遺伝子の発現をコントロールする働きがある**というのが正確な表現になります。

図4-4 転写因子による遺伝子発現のコントロール

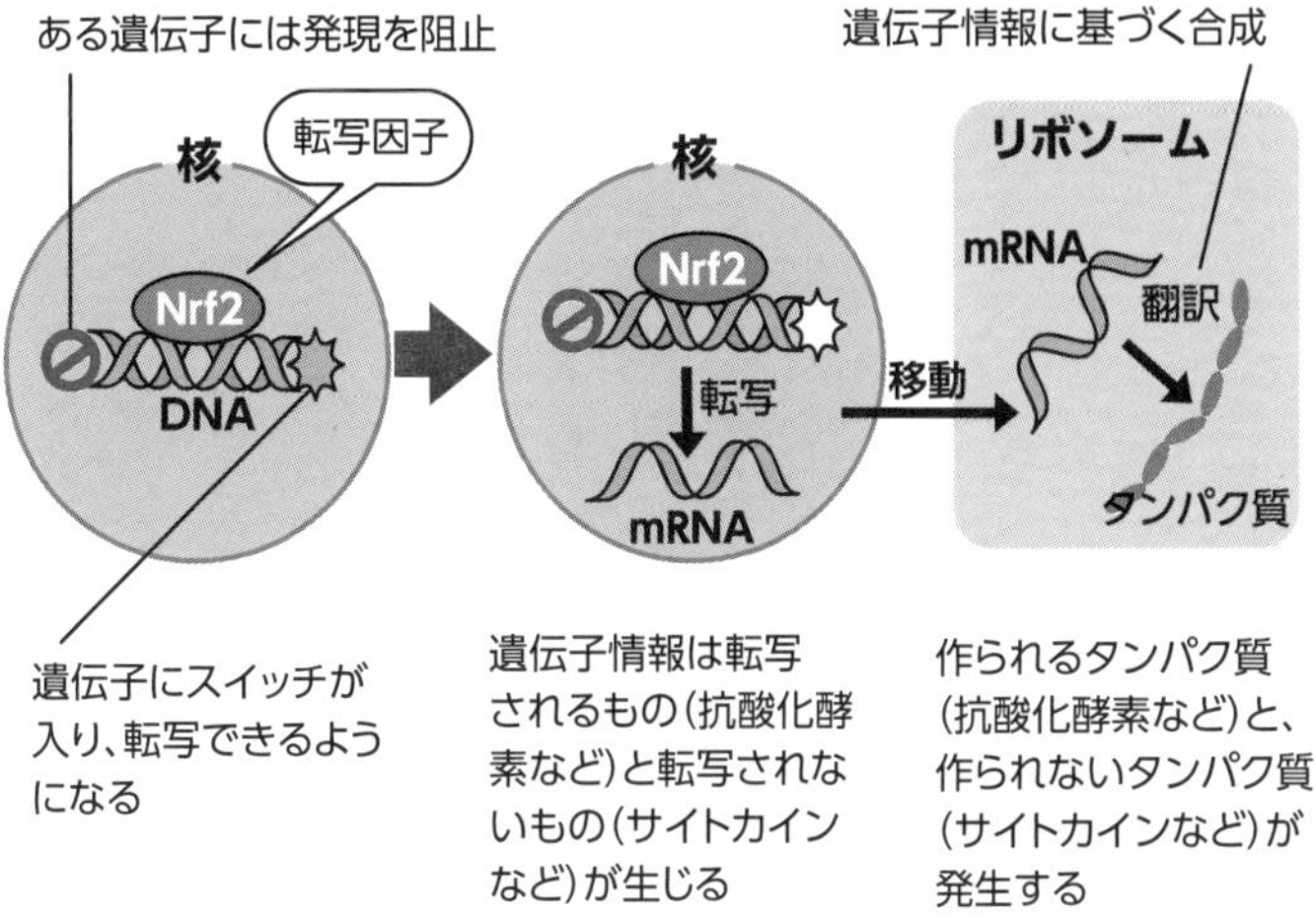
ある遺伝子には発現を阻止
遺伝子情報に基づく合成
核
転写因子
Nrf2
DNA
核
Nrf2
転写
mRNA
移動
リボソーム
mRNA
翻訳
タンパク質
遺伝子にスイッチが入り、転写できるようになる
遺伝子情報は転写されるもの(抗酸化酵素など)と転写されないもの(サイトカインなど)が生じる
作られるタンパク質(抗酸化酵素など)と、作られないタンパク質(サイトカインなど)が発生する

炎症が起こっている場合、その箇所《かしょ》では免疫細胞が働き、活性酸素や炎症性サイトカインと呼ばれる物質が放出されています。活性酸素や炎症性サイトカインは、炎症を拡《ひろ》げるように働きます。

Nrf2は、活性酸素を抑える酵素の発現を活発にすることによって、炎症を抑制すると考えられていました。さらに近年では、抗酸化酵素による炎症抑制だけでなく、Nrf2が免疫細胞における炎症性サイトカインの遺伝子発現を阻止していることも証明されています。

①転写によって抗酸化酵素を増やすことで活性酸素を抑える

②炎症性サイトカインの遺伝子の転写を抑制する

この2つの働きによって、Nrf2は炎症を抑制することが明らかになりました。つまり、ダブルで炎症を抑制することができるのです（図4－4参照）。

このメカニズムは、スルフォラファンの場合でも同じように起こります。したがって**スルフォラファンは、抗酸化だけでなく、炎症を抑える抗炎症作用のダブルの効果を発揮することが期待できる**ということになります。

加齢やストレス、不健康な習慣とスルフォラファンの関係

◉Nrf2－Keap1防御システムに不具合が生じ、抗酸化力・抗炎力が低下

ここで、加齢やストレス、不健康な生活習慣とスルフォラファンの関係について触《ふ》れておきましょう。

年齢に関わりなく、誰でも呼吸をしている限り、活性酸素は必ず発生します。活性酸素が過剰に発生しても、体に備《そな》わっている抗酸化システムによって活性酸素が取り除かれ、細胞やDNAなどが傷つけられるのを防いでいます。また、炎症が起こっても免疫機能がしっかりと働けば、慢性炎症を抑えることはできます。

ところが、加齢やストレス、不健康な生活習慣(以下、加齢などといいます)によって活性酸素を取り除く力が弱まると、活性酸素はどんどん増えていきます。

すると、酸化ストレス(抗酸化能力が活性酸素の量を下回って、バランスが崩れた状態)が引き起こされやすくなります。これが健康を損なったり、老化を早めたりする原因となります。

また、長年の食習慣でAGE(終末糖化産物)が体内に蓄積されると、慢性炎症が起こりやすくなります。活性酸素の過剰状態(酸化ストレス)自体も、炎症を長引かせる要因になります。

慢性炎症は活性酸素を発生させ、細胞や組織がダメージを受け、さらに炎症が進むという悪循環を引き起こします(第1章参照)。

加齢などにともなって、活性酸素を取り除く力(抗酸化力)や慢性炎症を抑える力(抗炎症力)が低くなる要因には、さまざまなものがあります。先ほど述べた「Nrf2-Keap1防御システム」に不具合が起こることも、その1つであるとされています。

その不具合とは、「Nrf2の不活化」です。

通常は、Keap1が活性酸素などを察知すると、Nrf2とKeap1の結合が外れて、N

rf2が核の中に移動し、抗酸化酵素などが作り出されます。

しかし、加齢などによって**Nrf2の働きが弱くなると、Nrf2とKeap1は「結合されたまま」分解されていってしまう**のです。その結果、細胞内で作られる抗酸化酵素や解毒代謝酵素の量が少なくなります。

Nrf2-Keap1防御システムを活性化させるには

◉若いうちからスルフォラファンを摂ることが大切

大切なのは、**酸化ストレスを引き起こさないこと、つまり抗酸化能力と活性酸素の量のバランスを崩さないようにすること**です。

バランスが崩れてしまうと、過剰に発生した活性酸素は、細胞やDNAを傷つけます。また、Nrf2-Keap1防御システムそのものにも影響を及ぼします。

正常な細胞が活性酸素の害を受けることがないよう、ストレスを減らしたり、生活習慣に気をつけるなどして、日頃からNrf2の働きを活発にし、抗酸化能力を高め、活性酸素とのバランスを上手に保ち続けることが大事です。

加齢などによって不活化したNrf2は、体外から取り込んだ物質によって活性化させることができます。その「Nrf2を活性化させる物質」の1つが、スルフォラファンなのです。

スルフォラファンは反応性の高い物質なので、「Nrf2-Keap1防御システム」を効果的に活性化させることができます。加齢などによって気づかないあいだに低下していく抗酸化能力を継続的に補《おぎな》う意味でも、若いうちからスルフォラファンを摂る習慣を身につけることが有効なのです。

スルフォラファンがもつ抗酸化作用とは?

◉なぜ抗酸化酵素は、抗酸化物質よりも効力が持続する?

ここまで、スルフォラファンがNrf2を活性化することがおわかりいただけたと思いますが、スルフォラファンによって作り出された抗酸化作用が、どれくらい持続するかも気になるのではないでしょうか。

タラレー博士は、スルフォラファン濃度の違いによって、抗酸化作用の活性化レベルと持続性にも違いが生じるかどうかを、4種類の抗酸化酵素及び抗酸化物質について比較し

図4-5 スルフォラファン抗酸化酵素活性持続時間

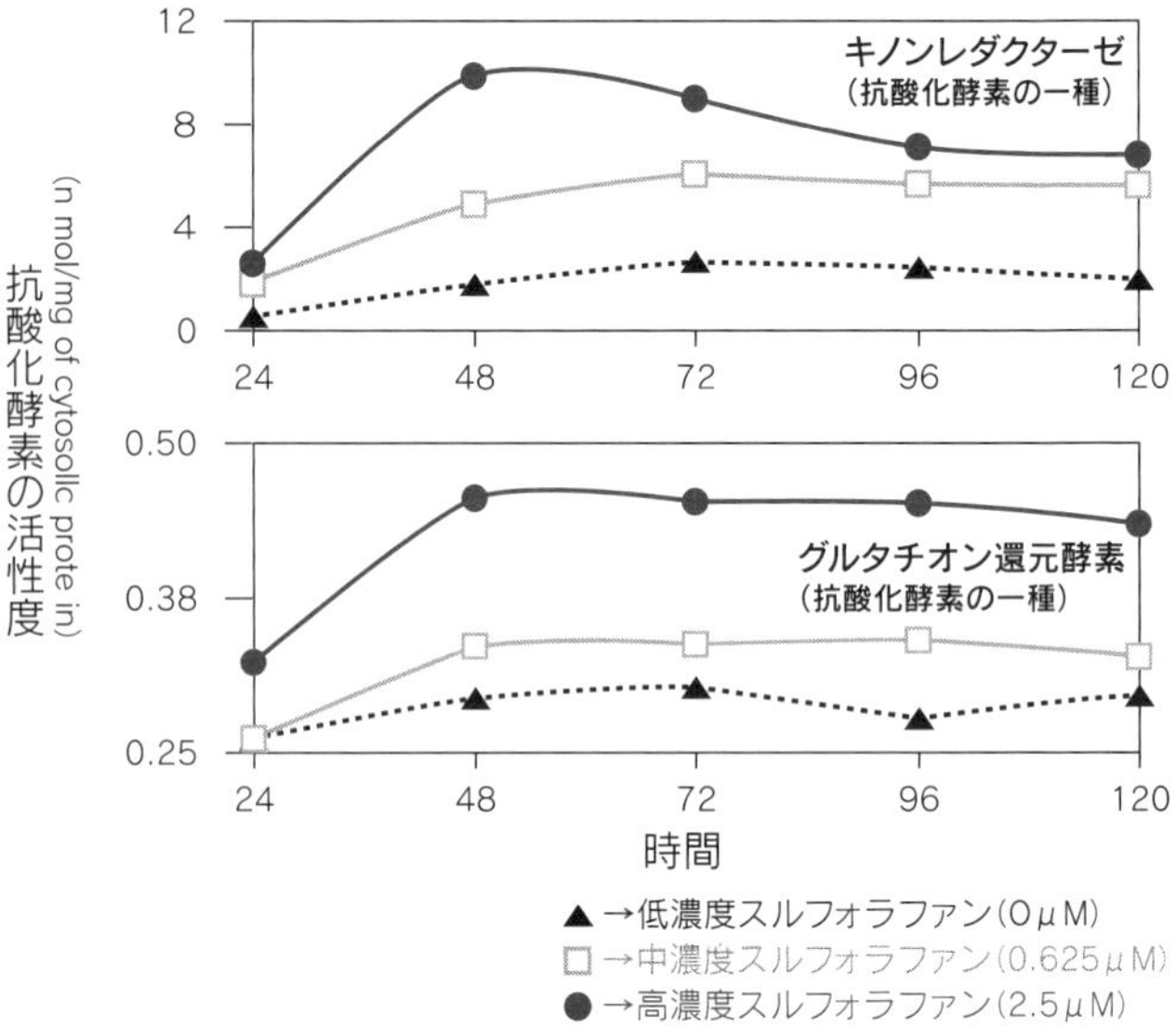

スルフォラファンの濃度が高いほど抗酸化酵素の活性度は上昇する。また、その効果は3日間（72時間）以上、持続する

ました。

その結果、4種類すべてにおいて、スルフォラファンの濃度が高いほど、その活性も高くなることがわかったのです。

また、活性のピークはそれぞれ異なっていましたが、4種類すべてで72時間以上、活性が高い状態が続くことも確認されました。

ここでは2つの物質について、その様子をグラフで紹介します（図4-5参照）。

では、他の抗酸化作用をもっている成分と比べて、スルフォラファンの抗酸化作用はどれくらいの違いがあるのでしょうか。

野菜などに含まれている栄養素のうち、抗酸化作用が強い成分（抗酸化物質）としてよく知られているのは、ビタミンCやビタミンE、カロテンなどです。**これらの栄養素は、活性酸素に直接働きかけて無害化**してくれます。

たとえば、ビタミンCの場合、レモンやミカンなどの柑橘《かんきつ》類やサプリメントなどで摂取すれば、体内での濃度が一気に上昇しますが、どんなに多く摂取しても4時間程度で大部分が消費されてしまいます（次ページ図4-6、下のグラフ参照）。

そして、多く摂り過ぎた分は、尿に溶け出して体外に排出されます。さらに、ビタミンCが体内に残留しているあいだは次々と活性酸素を攻撃・破壊してくれますが、消費されてしまえば、その時点で効力を失います。

したがって、抗酸化効果を長く保持させようと思えば、1日に何回も補給しなければなりません。

また、ビタミンCなどの抗酸化物質は、それ自体が酸化することによって、活性酸素の害から体を守ってくれますが、酸化した抗酸化物質そのものが大量に体の中に残ると、害を及ぼしてしまうこともあります。

いっぽう、スルフォラファンの場合、図4-5、4-6のグラフで示したように、72時間

図4-6 スルフォラファンとビタミンCの持続時間の比較

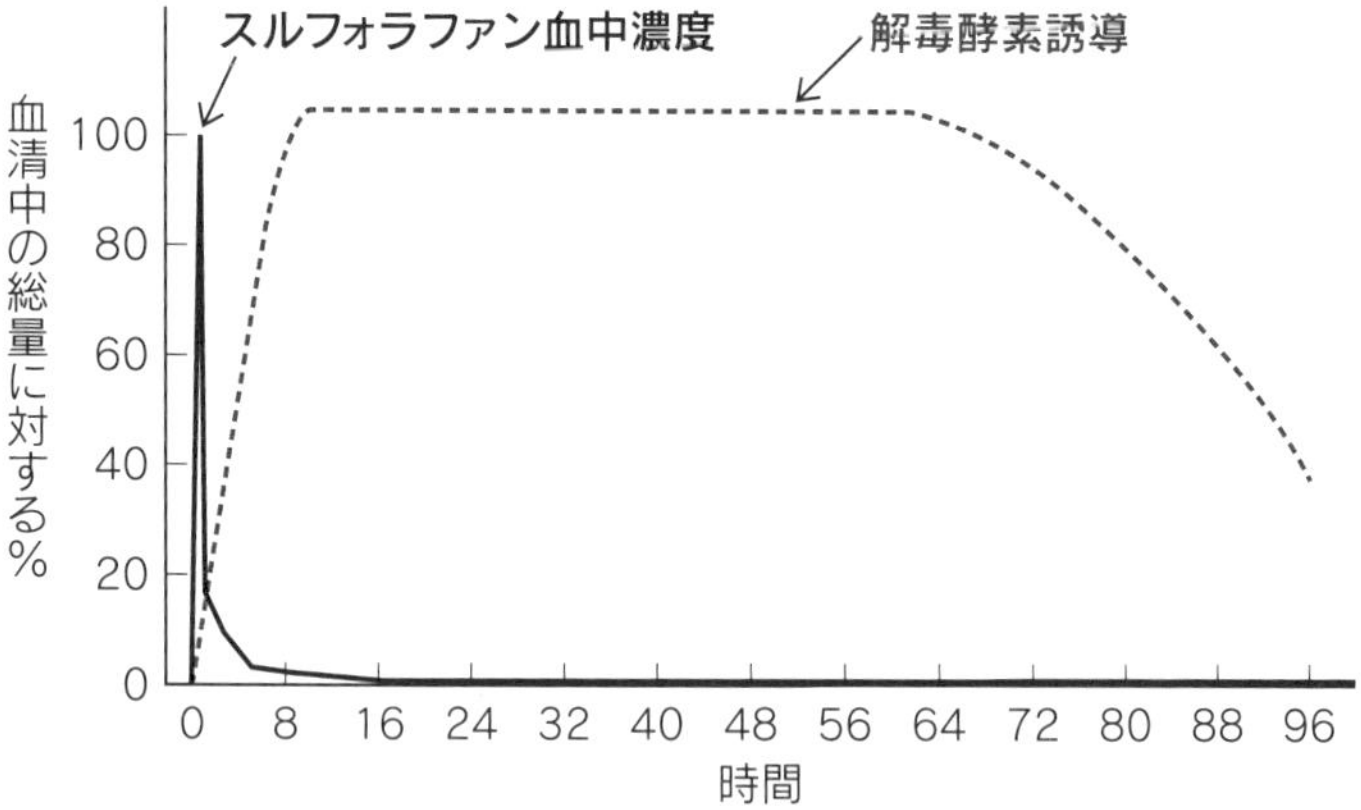

スルフォラファンは、一度投与すると血中濃度は1～2時間で大幅に減少するが、解毒酵素を誘導する能力は3日間(72時間)以上も持続した

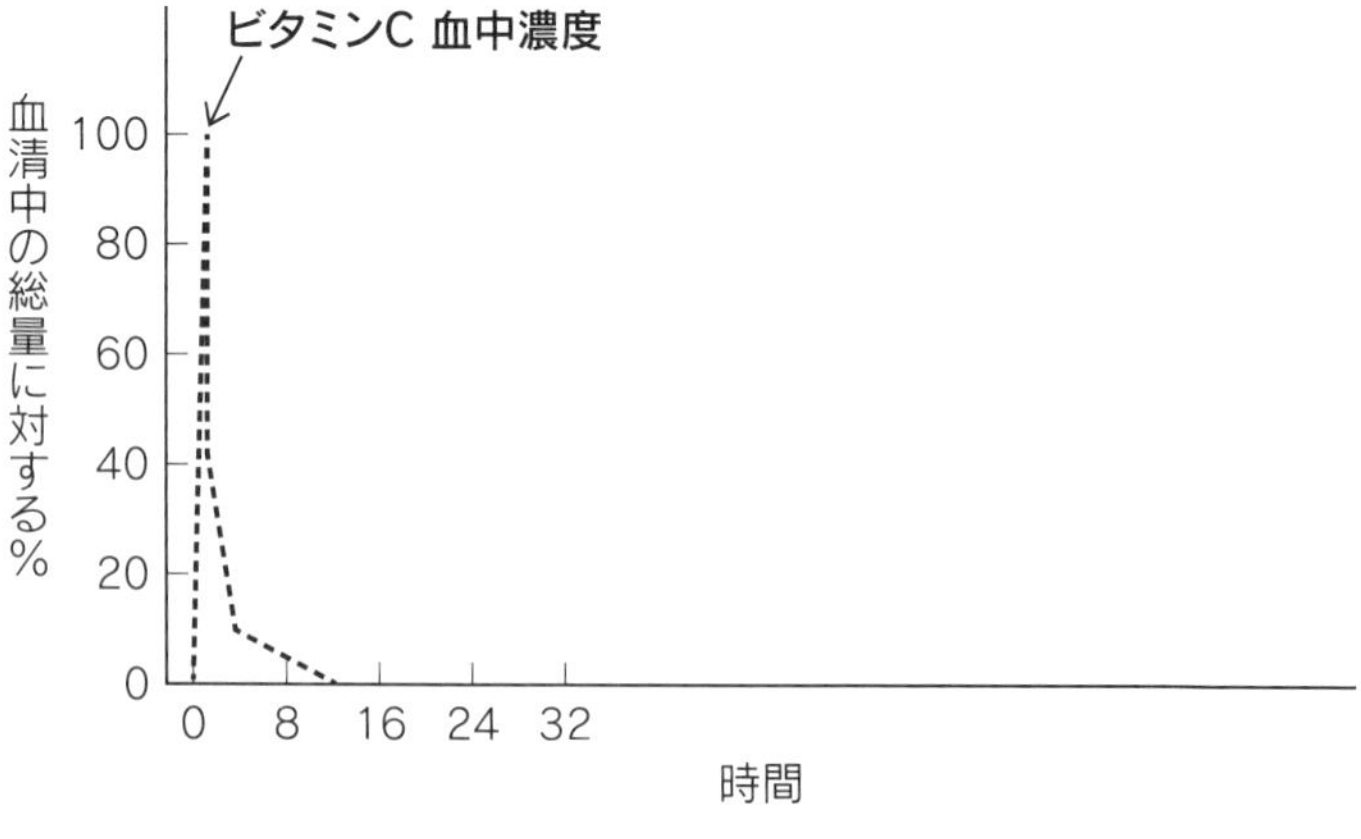

ビタミンCの場合、投与後4時間以内に大部分が排出(代謝)された。
ビタミンCなどの抗酸化物質は体外に排出されると機能しなくなる

＊ジョンズ・ホプキンス大学 タラレー教授の研究より

図4-7 抗酸化物質と抗酸化酵素の働きの違い

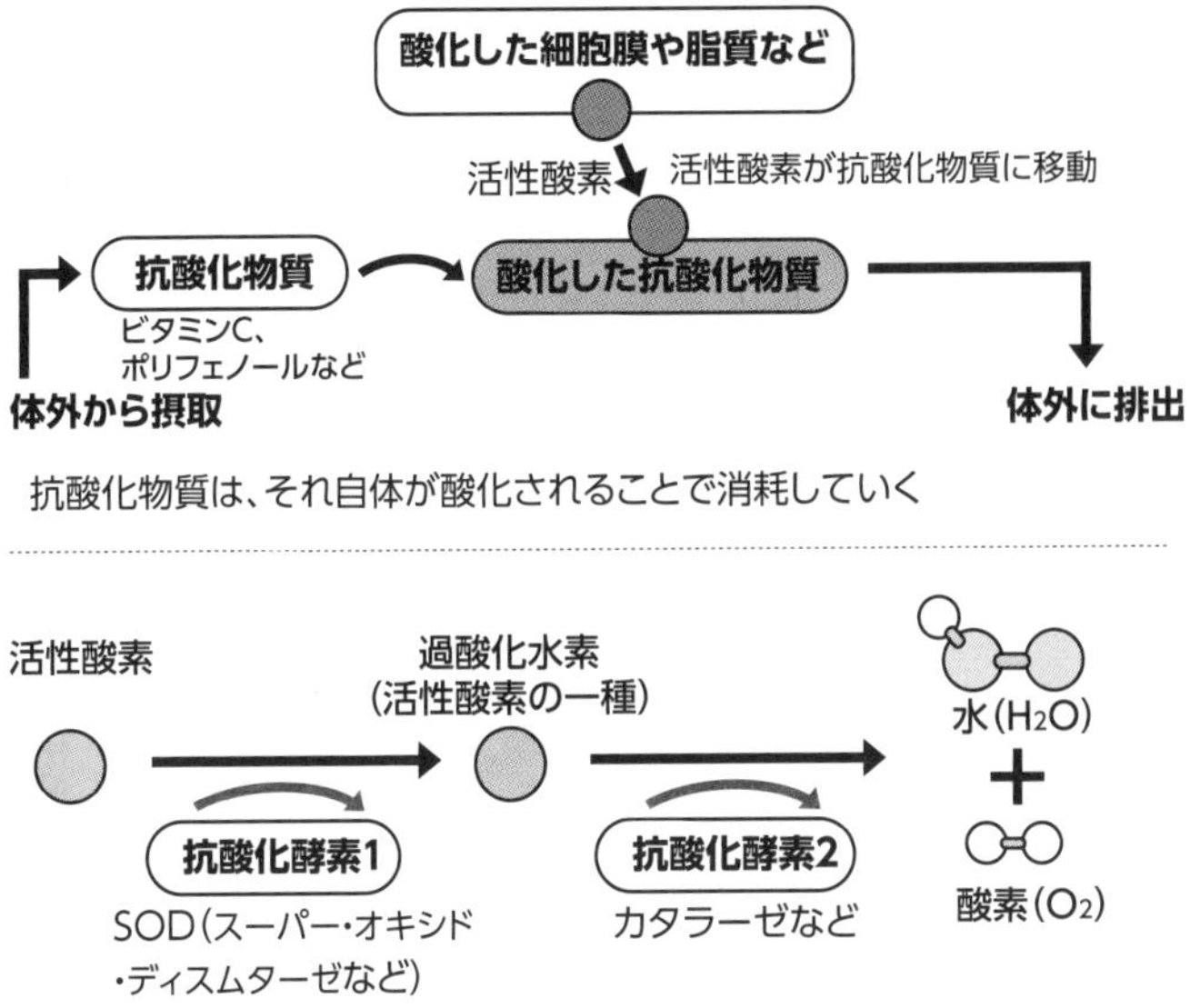

抗酸化物質は、それ自体が酸化されることで消耗していく

抗酸化酵素は触媒として働き、活性酸素を水と酸素に変える。
それ自体は反応の前後で変化しない

以上も効力が持続します。

体に取り込まれたスルフォラファン自体は短時間で消失しますが、**スルフォラファンによって働きが活発になった酵素の濃度は3日以上も保たれ、その間ずっと抗酸化作用・解毒作用を発揮するのです。**

酵素は抗酸化物質と違い、抗酸化作用で直接消費されるのではなく、それ自体は変化せず、「触媒」として働くので、私たちの体の中で長く効果を発揮してくれるのです（図4-7参照）。

Keap1が、普段はNrf2を捕まえているわけは？

通常は「Keap1」という物質がNrf2を捕まえている状態なので、Nrf2は核の中に入ることができません。Keap1が有害物質や活性酸素を察知して反応すると、Nrf2はKeap1から離れて自由の身となります。

Keap1は、細胞が有害物質や活性酸素にさらされた有事のとき、Nrf2がすばやく核の中に入れるように備えているのです。

ではなぜ、普段はKeap1がNrf2を捕まえているのでしょうか？

Nrf2という物質は、作るのにおよそ8時間かかるとされています。もし、有事ではないときにNrf2がムダに核の中に入ってしまうと、本当に必要となるとき、「Nrf2がない！」ということになってしまいます。

そうならないように、普段はKeap1がNrf2を捕まえていると考えられます。

第4章のまとめ

・DNAの遺伝子情報は、すべて発現されているわけではない
・スルフォラファンは、細胞の中で酵素の遺伝子を発現させる働きをおこなっている
・酵素の遺伝子が発現されて、はじめて酵素が合成される
・スルフォラファンは、酵素を生み出す体のしくみにスイッチを入れる役割を果たしている
・加齢やストレス、不摂生な生活により、酵素を生み出すしくみ(Nrf2-Keap1防御システム)が弱まる
・スルフォラファンはNrf2-Keap1防御システムを活性化し、抗酸化・解毒などの酵素がさかんに作られるようにする働きがある
・スルフォラファンは、遺伝子に働きかけ、炎症の原因となるサイトカインを抑える働きもある
・スルフォラファンによって誘導される酵素は、触媒なので長時間にわたって効果を発揮できる

第5章

スルフォラファンの効果、こんなにも明らかに！

タラレー博士らの研究結果が発表されて以降、世界中でスルフォラファンに関する多くの研究や実験がおこなわれ、注目すべき効果が次々と報告されています。

第2章ですでに説明しましたが、ブロッコリースプラウトに含まれているスルフォラファンには、解毒《げどく》作用、抗酸化作用、抗炎症作用、抗糖化作用があることが確認されています。この章では、その4つの作用を中心に、それぞれがどのような効果をもたらすのか、紹介していきます。

また、詳しいメカニズムはまだ解明されていないものの、注目すべき効果についても紹介しましょう。

肝臓の働きを改善する（抗酸化・解毒作用・抗炎症）【ヒト】

◉肝臓は「沈黙の臓器」。気づかないうちにダメージが…

「最近、どうも疲れやすくなった」

「若いころに比べて、お酒が弱くなった」

「脂《あぶら》っこい食べ物がしんどくなってきた」

こんなふうに感じることはありませんか？　そんな方は、肝臓がダメージを受けているかもしれません。

肝臓は、私たちの体の中で最も大きな臓器であり、重さは男性で約1・5キログラム、女性で約1・3キログラム。体重のおよそ50分の1の重さがあります。

肝臓には大きく分けると、

①胃や腸で分解・吸収された栄養素を、利用しやすいかたちにして蓄《たくわ》える
②体に入ってきた有害物質を分解し、毒性の低い物質に変えて排出する
③食べ物の消化に必要な胆汁《たんじゅう》を作る

という3つの大切な働きがあります。これらの働きは肝臓で分泌《ぶんぴつ》される解毒酵素《こうそ》、抗酸化酵素をはじめとするさまざまな酵素によっておこなわれます。肝臓はまさに「体の化学工場」にたとえられます。

肝臓が疲れていると、本来解毒されるはずの老廃物《ろうはいぶつ》はそのまま体の中に残ります。また、エネルギーとして代謝《たいしゃ》しきれなかった栄養は、中性脂肪となって蓄積《ちくせき》されます。

さらに、体にとって不要なものがどんどん溜《た》まっていき、エネルギーが作れなくなって

しまうと、体を動かすことがますますつらくなります。

「なかなか疲れが抜けないな……」というのは、肝臓がSOSのサインを出している可能性が高いと考えられるのです。

このように、大切な働きがある肝臓ですが、ダメージを受けても痛みを感じる神経がなく、異常を自覚するようになったときには、すでに症状がかなり進んでしまっているケースが多くあります。

そのため、「肝臓は沈黙の臓器」と呼ばれています。肝臓が悲鳴をあげる前に異常に気づくには、血液検査を受けることが大切です。

◉肝臓の健康状態を示す「肝機能マーカー」

血液検査で肝臓の健康状態を見る「肝機能マーカー」には、ALT、AST、γ《ガンマー》-GTPなどがあります。

いずれも、肝臓の細胞がダメージを受けて壊れることによって血液の中に流れ出てくる酵素で、数値の大きさが肝臓のダメージの程度を表します。

ＡＳＴは肝臓のほか、心筋《しんきん》や骨格筋《こつかくきん》、腎臓にも多く含まれています。いっぽう、ＡＬＴはとくに肝臓に多く存在する酵素なので、数値が高いと肝臓に異常がある可能性がより高いといえます。

γ-ＧＴＰは、アルコールによって肝臓がダメージを受けると、血液中の濃度が高くなります。

◉スルフォラファンが肝機能マーカーの数値を下げることを確認

スルフォラファンには肝機能マーカーの値を下げる効果があることが、東海大学の西崎泰弘教授らがおこなった試験によって報告されています。

試験では、ＡＳＴ、ＡＬＴ、γ-ＧＴＰのいずれかの値が高い男性を、スルフォラファンを摂取するグループと摂取しない2つのグループに分け、2か月間にわたり、肝機能マーカーを測定しました。

その結果、**スルフォラファンを摂取したグループでは、3つの肝機能マーカーのうち、ＡＬＴとγ-ＧＴＰの2つが明らかな改善効果を示しました**。いっぽう、スルフォラファンを摂取しないグループでは改善効果が見られませんでした（次ページ図5-1参照）。

図5-1 スルフォラファン摂取前後の肝機能マーカーの変化

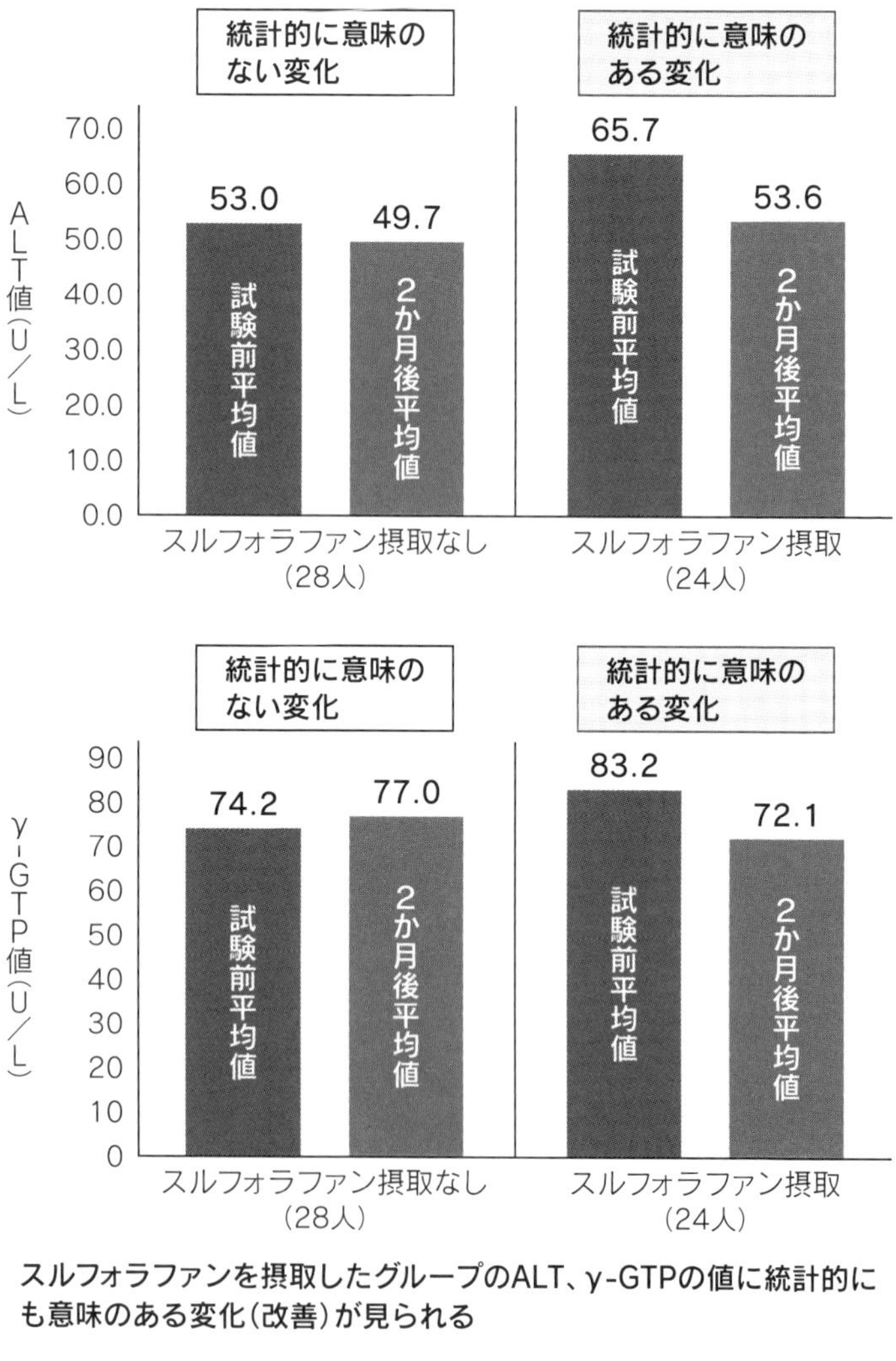

スルフォラファンを摂取したグループのALT、γ-GTPの値に統計的にも意味のある変化(改善)が見られる

*Masahiro K, Yusuke U, Yasuhiro N,(2015)の論文をもとに作成

肝臓は、過剰なストレスや不摂生な生活習慣（過剰な飲酒、喫煙、食べ過ぎ、睡眠不足など）によって酸化ストレス、炎症、有害物質のダメージを受けます。これが肝機能の低下をもたらします。

スルフォラファンは、有害物質の解毒を促進し、酸化ストレス・炎症を抑制するわけです。言いかえると**スルフォラファンは、肝臓に備《そな》わっている防御システム（解毒、抗酸化、抗炎症作用）を高め、肝臓の働きを改善する**と考えられます。

有害物質の排出（解毒作用）【ヒト】

ジョンズ・ホプキンス大学とミネソタ大学の研究チームが、スルフォラファンの大気汚染物質に対する解毒作用について調査をおこないました。大気汚染が深刻化していた中国の揚子江《ようすこう》デルタ地帯に住んでいる人を対象に、大気汚染物質であるベンゼンが人体から排出される効果を調べたのです。

ベンゼンは、呼吸と皮膚から吸収され、神経系をはじめとする全身に中毒を引き起こします。重度になると、骨髄《こつずい》にある血液を作る細胞に影響を与え、貧血や白血球減少などの障害が起こる恐ろしい物質です。

図5-2 スルフォラファンの大気汚染物質解毒作用

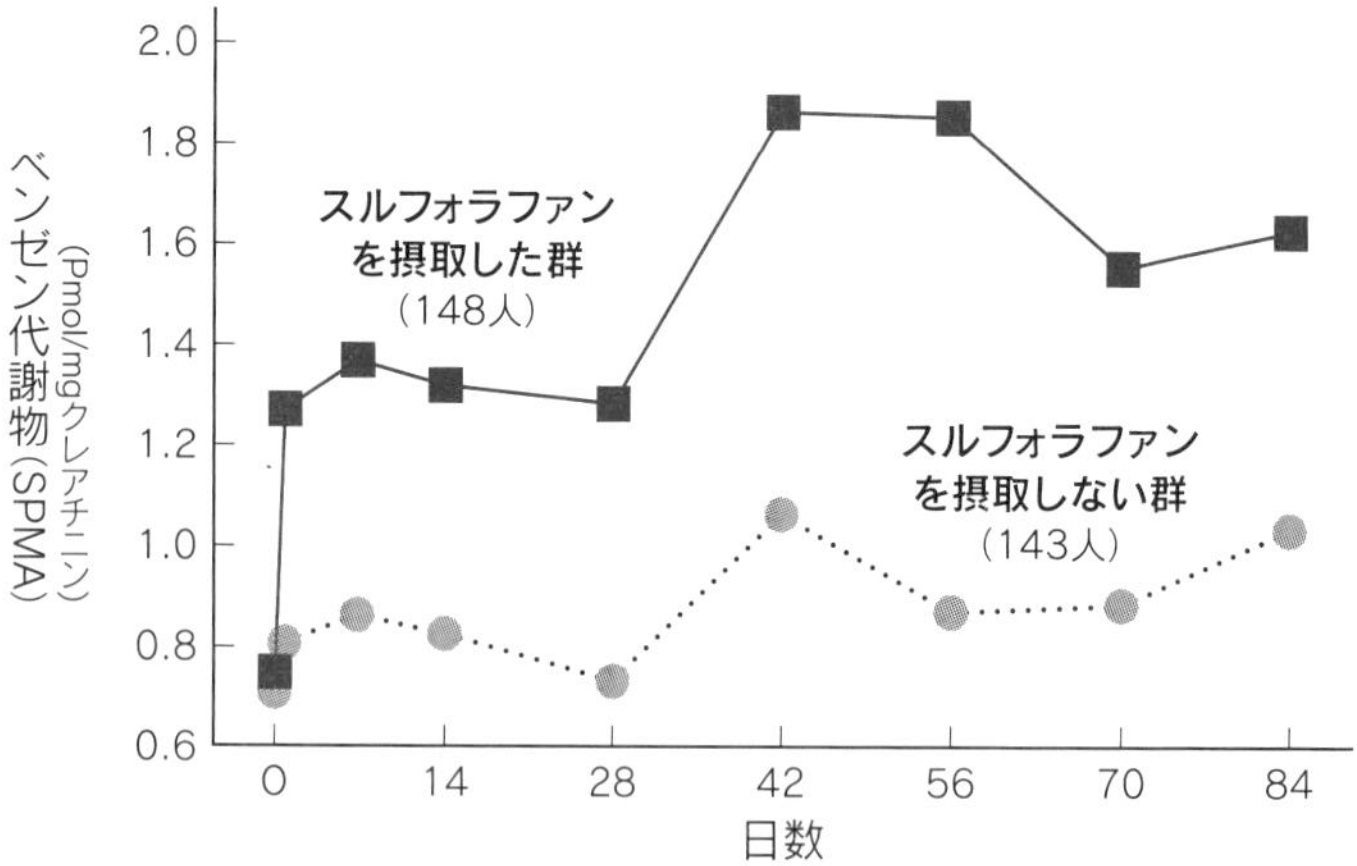

ベンゼンが解毒された結果である代謝物の尿中の濃度を、スルフォラファンを摂取したグループとそうでないグループとで比較すると、1日平均1.5〜2倍の差があった。スルフォラファンを摂取すると、より多くのベンゼンが体外に排出されたことを示している

*Rapid and sustainable detoxication of airborne pollutants by broccoli sprout beverage: results of a randomized clinical trial in China. (2014,8 Cancer Prevention Research)

研究チームは、スルフォラファンを摂取するグループと摂取しないグループに分け、3か月間調査しました。解毒効果は、体内に吸収された大気汚染物質の代謝物（分解されたもの）がどれだけ尿として排出されるのかによって確認することができます。

2つのグループの尿中のベンゼンの代謝物を調べた結果、スルフォラファンを摂取したグループでは3か月間にわたり、ベンゼンの排出をうながす効果が確認されました。最大で1日あたり1・75倍の差があっただけでなく、ベンゼン以外の汚染物質においても、排出の効果が認められました（図5−2参照）。

これらの結果から、スルフォラファンには、継続して摂取することによって、体内に吸収された大気汚染物質の排出をうながす解毒作用が確認されたのです。

スルフォラファンは、体に取り込まれた有害物質を無毒化し、体の外に排出する酵素の発現をうながすことで、体の解毒作用を高めます。これは、スルフォラファンがきっかけになって解毒酵素の遺伝子にスイッチが入り、次々と解毒酵素が作られるからです（第4章参照）。

AGEの減少（抗糖化作用）【ヒト】

◉血液中のAGE濃度を下げる効果を確認

糖化は先に述べたように、糖とタンパク質が結合し、AGEとして組織に蓄積されるとそこで炎症や酸化を起こし、さまざまな機能障害をもたらすという、やっかいな現象です。皮膚に蓄積するとシワやたるみの原因になり、骨に溜まると骨粗《こつそ》鬆症《しょうしょう》、脳に蓄積するとアルツハイマー型認知症の原因になるとされています。

一度できたAGEを減らすことはなかなか困難です。体に溜まったAGEは、血液中にどれだけ含まれているかを測定することで、その蓄積度合いを知ることができます。

そして、スルフォラファンには、老化の原因物質と考えられているAGEの血中濃度を下げる効果があることが、昭和大学の山岸昌一教授（久留米大学：当時）らの研究によって明らかになりました。

この研究では、健康な成人25人に、スルフォラファンを2か月にわたって摂取してもらい、摂取前後の血液中のAGEの値を比較しました。

その結果、スルフォラファンを摂取する前と摂取した後では、摂取した後のAGEの値が明らかに下がっていることが確認されました。25人のうち22人の血液中のAGE値が下がり、その割合は平均で20％減りました。つまり、**スルフォラファンを摂《と》ると、AGEの害を防ぐ効果、つまり、抗糖化作用が期待できる**と確認されたのです。

糖化による老化への影響は、第1章で述べたとおりです。

動脈硬化の進行を抑える（抗酸化・抗炎症）【ヒト】

◉「動脈硬化」とはそもそも何か？

「動脈硬化」という言葉は、みなさんもよく聞くと思います。でも、実際にどのような状態を指すのか説明してくださいといわれたら、うまく答えられない人が多いのではないでしょうか。

「文字どおり、血管が硬《かた》くなるんじゃないの？」と思っている方、それは正しくありません。

動脈硬化とは、血管の内側が狭《せま》くなった状態のことです。血液の中で増え過ぎた悪玉《あくだま》コレステロール（LDLコレステロール）が活性酸素によって酸化され、血管の内壁《ないへき》にくっつくことにより、慢性的に炎症を起こすことで生じると考えられています。つまり4つのリスクのうちの、酸化と炎症の2つによって引き起こされるわけです。

炎症が発生した箇所《かしょ》からは活性酸素が発生し、ますます炎症が進みます。炎症と酸化は、相互に影響しあって動脈硬化を悪化させます。

◉心疾患、脳血管疾患で亡くなる人は全体の2割

日本人の死因1位は、長くがんが占《し》めていますが、がんがトップになるまでは脳梗塞《のうこうそく》、脳出血などの脳血管疾患が1位でした。

いまでも毎年、日本人のおよそ2割が心疾患と脳血管疾患で亡くなっています。これらの病気を招くおもな原因となるのが「動脈硬化」なのです。

動脈硬化が進むと血圧が高くなり、高血圧は血管にダメージを与え、血管をもろくします。また、血液の通り道が狭くなったり、血栓《けっせん》ができて詰まったりし、ある日突然、心筋梗塞や脳卒中といった重大な病気を引き起こします。心筋梗塞や脳梗塞、脳出血は、直接死につながってしまうので、予防がとても大切です。

◉動脈硬化の進行を抑えることが期待できる

スルフォラファンには、動脈硬化の進行を抑える可能性があることが確認されています。筑波大学消化器内科医師の谷中昭典氏（東京理科大学薬学部：当時）による、動脈硬化のリスクが高い人を対象とした研究で明らかになりました。

この研究では、コレステロール値に異常がある男女50人を対象に、8週間にわたってスルフォラファンを摂取するグループと摂取しないグループに分け、調査しました。

その結果、**スルフォラファンを摂取したグループでは、動脈硬化の進行を示す3つの指標で改善が認められました**。

3つの指標とは、「脂質《ししつ》の酸化の度合い」「炎症の進行度合い」「悪玉コレステロールと善玉《ぜんだま》コレステロールの比率」です。スルフォラファンを摂取したグループでは、いずれの指標も改善が見られました。

スルフォラファンの抗酸化・抗炎症作用は悪玉コレステロールの酸化を防ぎ、血管内壁の炎症を緩和《かんわ》することで、動脈硬化の進行を抑えると期待されるのです。

これは第4章で説明した「スルフォラファンの活性酸素や炎症を抑える働き」によるものと考えられます。

糖尿病患者の血糖値を改善(抗酸化・抗炎症)【ヒト】

◉自覚症状が現れにくく、突然「手おくれ」に…

「食欲はあるし、ダイエットもしてないのにヤセてきちゃって…」

「トイレに行く回数が多くなった」

「のどが渇《かわ》いて、疲れやすい」

「おしっこの泡立ちが強くなっている」

「肌がカサカサでかゆい」

こんな症状がある人は、要注意です。もしかしたら、糖尿病かもしれません。

糖尿病は自覚症状が現れにくいので放置しがちですが、いまあげたような「最近、ちょっと気になるな」といった兆候《ちょうこう》が見られるものです。

しかし、症状はゆっくりと現れる場合が多いので、気づいたときにはかなり進行しているケースが多いのが糖尿病の怖いところです。

◉糖尿病患者と〝予備軍〟の数は合わせて2000万人！

健康診断で、血圧や肝機能値とともに気になる数値といえば「血糖値」でしょう。なぜ、血糖値が注目されるのでしょうか？

大きな理由の1つは、糖尿病の患者、そしてその予備軍が増え続けているからです。糖尿病は膵臓《すいぞう》から出る「インスリン」というホルモンが十分に働かないために、本来、エネルギー源となる糖が体内に取り込めなくなる病気です。その結果、血液中を流れるブドウ糖、つまり血糖が増えてしまいます。

糖尿病には生まれつきの1型と、生活習慣によって発生する2型があります。日本人に圧倒的に多いのは2型糖尿病です。

2型糖尿病の発症には、インスリンの分泌《ぶんぴつ》が不足している、インスリンの働きが悪いといった要因に加え、食べ過ぎ、運動不足、肥満、ストレスといった生活習慣的な要因も関わっているといわれています。

糖尿病が強く疑われる人（糖尿病有病者）、糖尿病の可能性を否定できない人（糖尿病予備軍）はいずれも約1000万人、合わせて約2000万人と推計されています（厚生労働省「平成28年国民健康・栄養調査」より）。

単純計算で、日本人の成人の約4人に1人は糖尿病患者、もしくは予備軍だということです。まさしく、「糖尿病は国民病」だといえます。

●糖尿病はなぜ「恐ろしい病気」といわれるのか?

糖尿病は、糖が体に取り込めず、血液中にあふれている状態です。高血糖状態が続くと糖とタンパク質が結びつく、いわゆる「糖化」が進み、AGEが蓄積されていきます。

AGEが増えると動脈硬化を引き起こし、血管の目詰まりや機能障害をもたらします。目のレンズにAGEが溜まり、レンズが白く濁《にご》って視力が低下する白内障《はくないしょう》もその1つです。

糖尿病はAGEが溜まるので、あちこちで炎症が起こりやすくなります。たとえば、細かい血管の塊《かたまり》である腎臓が障害を受けると、腎臓透析が必要になります。日本では、およそ33万人強の人工透析患者がいますが、そのうちの4割は糖尿病が原因であるとされています。

また、血管がボロボロになってしまうので、脳の細かい血管が破れたり、詰まったりして脳溢血《のういっけつ》や脳梗塞も発症しやすくなります。脳溢血や脳梗塞が起こると、体に麻痺《まひ》が残ったりするなどの後遺症が起こりやすくなります。

さらに、末梢《まっしょう》の血行が悪くなることで細胞の壊死《えし》が起こり、最悪の場合は足の切断が必要になります。糖尿病そのものよりも、糖尿病によって引き起こされる血管障害をはじめとする合併症が恐ろしい病気です。

新型コロナウイルスの感染でも、糖尿病患者は激しい炎症を起こし、重症化しやすいということは、メディアで報道されているとおりです。

◉スルフォラファンの血糖値改善効果

このように、糖尿病の患者や予備軍の人たちだけでなく、AGE（終末糖化産物）を溜め込まないようにするために血糖値をコントロールすることは、私たちが健康でいるためにとても重要な意味があります。

スルフォラファンに、私たちが気になる血糖値の改善効果があることが、スウェーデンのイェーテボリ大学のアンデルス・ローゼンガレン博士らがおこなった研究によって明らかになりました。

この研究では、2型糖尿病の患者約100人を、スルフォラファンを摂取するグループとそうでない2つのグループに分け、12週間にわたって比較しました。

その結果、**スルフォラファンを摂取したグループは、摂取していないグループに比べて、空腹時の血糖値が10%低くなりました**。このことは、スルフォラファンが血糖値の改善に効果的であることを示しています。

2型糖尿病の原因の1つとして考えられているのは、活性酸素によってインスリンを分泌する膵臓の細胞内で酸化反応が生じ、炎症が引き起こされることです。そのため、インスリンの分泌が阻害《そがい》されてしまうとされています。

そして、スルフォラファンの抗酸化作用や抗炎症作用が、これらの細胞が適切に機能できるようにすると考えられています。

また、糖尿病に関する別の研究では、スルフォラファンによって酸化ストレスが減り、インスリンの効き方が改善することが報告されています。

具体的には、スルフォラファンを摂取すると、脂肪細胞から分泌されるインスリンの働きを阻害している物質（悪玉アディポサイトカインなど）が減少し、インスリンの効き目が高まるとのことです。

胃がんの原因となる「ピロリ菌」を除去（ウレアーゼ抑制効果）【ヒト】

いま、日本では2人に1人が、がんにかかり、3人に1人が、がんが原因で亡くなっています。そのうち胃がんは、年間で12万6000人（2018年「全国がん罹患データ」より）が新たに診断され、大腸がんに次いで多いがんです。

胃がんの発症については、ピロリ菌が関わっていることが知られています。みなさんも「ピロリ菌」という名前を聞いたことがあると思いますが、ピロリ菌がどのような菌で、体にどのような影響を及ぼすのか、ご存じでしょうか。

ピロリ菌は、正式名を「ヘリコバクターピロリ」といいます。この菌は、胃から十二指腸に通じる「幽門《ゆうもん》」という場所ではじめて見つかりました。姿が、らせん形（＝ヘリコ）をしている細菌（＝バクター）であることから、こうした名前がつけられました。

日本人の2人に1人、50代以上では70～80％の人が、ピロリ菌に感染しているといわれています。

多くの場合、子どものころに食材や唾液《だえき》などを通じて、口から感染すると考えられています。ちなみに、成人してからはピロリ菌を口から摂取しても感染しません。親が感染していて、幼児に口移しで食事を与えることなどで、感染が何世代かにわたって引き継がれたとも考えられています。

もちろん、ピロリ菌に感染したからといって、必ず胃がんになるわけではありません。ピロリ菌の全感染者のうち、胃がんに至るのは約0・4%といわれるいっぽう、胃がんの人がピロリ菌に感染している割合は99%とされています。

しかし、いったん感染すると、ピロリ菌は何十年にもわたって、胃の中に棲《す》み続けます。塩酸と同じくらい強い酸性の胃の中で、ピロリ菌は「ウレアーゼ」と呼ばれる酵素を使い、アルカリ性のアンモニアを発生させることによって、胃酸を中和させて生きています。

胃では、ピロリ菌という異物に反応して慢性炎症が発生します。炎症が発生した箇所には、免疫細胞が集まり、さかんに活性酸素が発生することになります。

そして、**炎症が慢性的に続くと、粘膜を守る力が弱まり、胃酸や塩分の多い食事などのストレスを受けやすい無防備な状態**となってしまいます。すると、さらに大きな炎症である潰瘍《かいよう》が発生し、胃酸や炎症にともなって発生する活性酸素により、細胞のDNAが損傷を受け、がん化します。以上が、胃がんが発生するしくみです。

ピロリ菌は、世界保健機関（WHO）も認める、がんの危険因子の1つです。胃がんを予防するためには、やはりピロリ菌を取り除くことが大切だといえるでしょう。

研究では、**スルフォラファンには、ピロリ菌から発生するウレアーゼの活性を抑制し、ピロリ菌を殺菌する**ことが明らかになりました。

ピロリ菌への効果を最初に報告したのは、ジョンズ・ホプキンス大学のファヒー博士でした。博士は大学の同僚から「ブロッコリースプラウトを食べている患者の胃炎が軽減した」という話を聞き、スルフォラファンが関係しているのではないか、と考えました。

そして、細胞やマウスを対象にした試験をおこない、**スルフォラファンがピロリ菌の成長を妨《さまた》げる働きがあること、そして、胃がんの腫瘍形成を抑える効果がある**ことをつきとめたのです。

その後、筑波大学消化器内科医師の谷中昭典氏（東京理科大学薬学部：当時）らがピロリ菌感染者を対象にしたスルフォラファンの効果について臨床《りんしょう》試験をおこないました。

この実験は、ピロリ菌に感染している50人を、スルフォラファンを摂取するグループとそうでないグループの2つに分け、8週間にわたってピロリ菌の量と胃炎への影響を調べたものです。胃の中のピロリ菌の量は、便に排出されるピロリ菌の量で推定することができます。

図5-3 ピロリ菌の量が8分の1に減少！

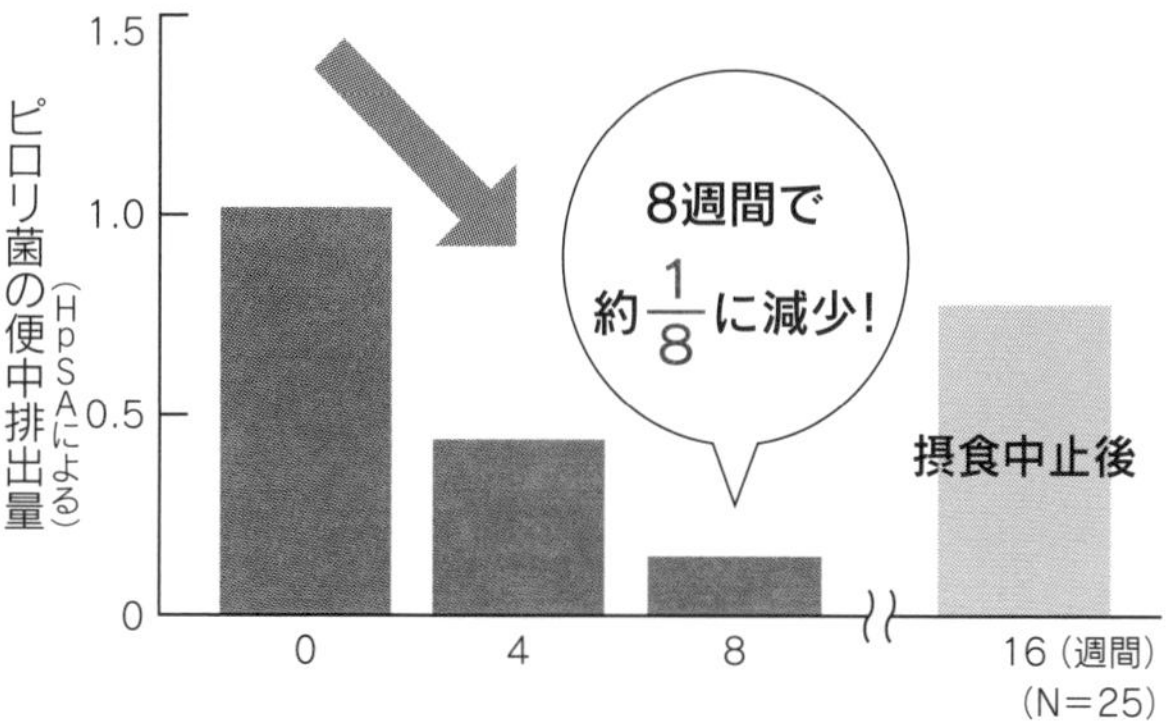

＊Yanaka A.,Cancer Prevention Research.Vol.2,2009,pp353-360

その結果、スルフォラファンを摂取したグループでは、**便の中のピロリ菌の量が8分の1に減っている**ことが確認されました。さらに、**胃炎が改善する**ことも明らかになっています（図5-3参照）。

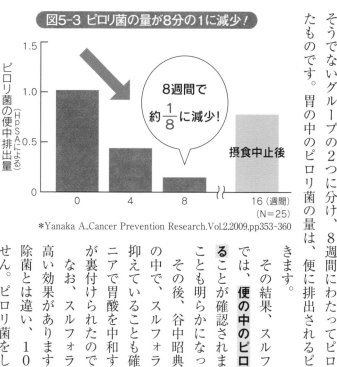

その後、谷中昭典氏は、胃酸と同じ強酸性の環境の中で、スルフォラファンがウレアーゼの活性化を抑えていることも確認しました。ピロリ菌はアンモニアで胃酸を中和することができず、死滅することが裏付けられたのです。

なお、スルフォラファンにはピロリ菌を殺菌する高い効果がありますが、抗生物質によるピロリ菌の除菌とは違い、100%除菌できるわけではありません。ピロリ菌をしっかり除菌するには、医療機関での除菌をおすすめします。

ただし、抗生物質を使っても、ピロリ菌を完全に除菌できるとは限らず、除菌成功のためには、ピロリ菌をある程度弱めておいたり、減らしておくことが必要だとされています。

お通じの改善・抗酸化作用【ヒト】

◉不快な便秘は、体に悪影響を及ぼすことも…

女性の健康上の悩みで、ダイエットと並んで多いのが「便秘」ではないでしょうか。

「もう1週間も出ていなくて……」

「実は、私もなの」

といったように、友だちと悩みを共にしている人も少なくないはずです。

確かに、毎日スッキリとしたお通じがないのはツラいものです。もちろん、便秘は病気ではありません。しかし、体に悪い影響が出ることもあります。便が腸の中に居続けると不快なだけでなく、腐敗が進んだり異常な発酵などが進んだりして毒素が発生します。

便秘が続くと、肌が荒れたり、吹き出物やニキビができたりするのも、腸の中で生じた毒素の影響だとされています。

◉便秘の原因として注目される「酸化ストレス」

では、なぜ便秘は起こるのでしょうか？　さまざまな原因がありますが、おもなものは次のとおりです。

・食事に含まれる食物繊維《せんい》の量が少ない
・偏食《へんしょく》やダイエットなどによって、食事の量が極端に少ない
・水分を摂る量が不足している
・精神的なストレス
・腸の運動や筋力が低下している
・消化器系の病気によって、腸が狭くなったり、ふさがったりしている
・神経系の病気によって、ぜん動運動（便を送り出そうとする腸の動き）がマヒしている
・薬による副作用

このように、便秘にはさまざまな要因が関わっていますが、最近の研究で「酸化ストレ

ス」が便秘の原因になることが明らかになり、注目されています。

酸化ストレスとは、体の中で発生した活性酸素が、それを解消する量を上回り、細胞やDNAを傷つけて、老化や病気を引き起こすことをいいます。

酸化ストレスは、腸の組織や細胞にもダメージを与え、排便に関わる腸の働きを弱めます。そのため、便秘を引き起こす原因となってしまうのです。

◉スルフォラファンの便通改善効果

ブロッコリースプラウトに含まれるスルフォラファンには、酸化ストレスに立ち向かう抗酸化作用を高める働きがあることがわかっています。そこで、先に紹介した谷中昭典氏は、ブロッコリースプラウトと便通に関する臨床研究をおこないました。

この研究では、軽い便秘の傾向がある男女48人を、スルフォラファンを摂取するグループと摂取しないグループに分け、4週間にわたり、お通じへの効果を調べました。

効果の判断に用いたのは「便通スコア」です。この便通スコアは、1週間あたりの排便の回数や、排便にかかる時間など8つの項目を点数で表すもので、点数が高いほど、お通じに問題があることを示します。

その結果、**スルフォラファンを摂取したグループは、摂取をはじめてから4週間後に、便通スコアの平均値が明らかに低くなりました。つまり、便通が改善したのです。**しかし、スルフォラファンを摂取しないグループでは、改善が見られませんでした。

また、スルフォラファンを摂取したグループでは、摂取をやめて4週間たった後も、便通スコアは低いまま、つまり便通が改善し続けていたのです。

ブロッコリースプラウトに含まれるスルフォラファンには、抗酸化作用を高める働きがあります。この抗酸化作用が、便秘の原因の1つである「酸化ストレス」から腸を守ることで、便秘の改善につながるものと考えられます。

自閉症スペクトラム障害の症状を改善（抗酸化・抗炎症）【ヒト】

◉近年注目されている「ASD」とは？

メンタルヘルスに関して、最近よく取り上げられているテーマが「発達障害」です。

発達障害は、生まれつきに見られる脳の働き方の違いにより、ある分野ではかなり優《すぐ》れた能力を発揮するいっぽう、ほかの分野は極端に苦手といったようなことが起こります。

ほとんどのケースで幼いうちから症状が現れ、対人関係やコミュニケーションに問題を抱えてしまったり、落ち着きがなかったり、仕事や家事をうまくこなせなかったりと、人によって症状はさまざまです。

発達障害は子どもの問題としてとらえられることが多いですが、最近は「大人の発達障害」も注目されています。さまざまなジャンルで活躍している著名人が、自分が発達障害であることをカミングアウトしているのは、みなさんもご存じだと思います。

発達障害はいくつかのタイプに分類され、自閉症、アスペルガー症候群、注意欠如《けつじょ》・多《た》動《どう》性障害（ADHD）、学習障害などが含まれます。

自閉症スペクトラム障害（ASD）は、自閉症やアスペルガー症候群、広汎《こうはん》性発達障害などをまとめた診断名です。相互的な対人関係の障害、コミュニケーションの障害、興味や行動のかたより（こだわり）の3つが、ASDの典型的な特徴です。

ASDの人は、最近では約100人に1～2人存在すると報告されています。

◉ASD患者に行動改善効果をもたらす

ジョンズ・ホプキンス大学とマサチューセッツ総合病院の合同研究チームがおこなった実験によって、スルフォラファンにASDの症状を改善する効果があることが確認されました。

図5-4 ASDにおけるスルフォラファン摂取の効果

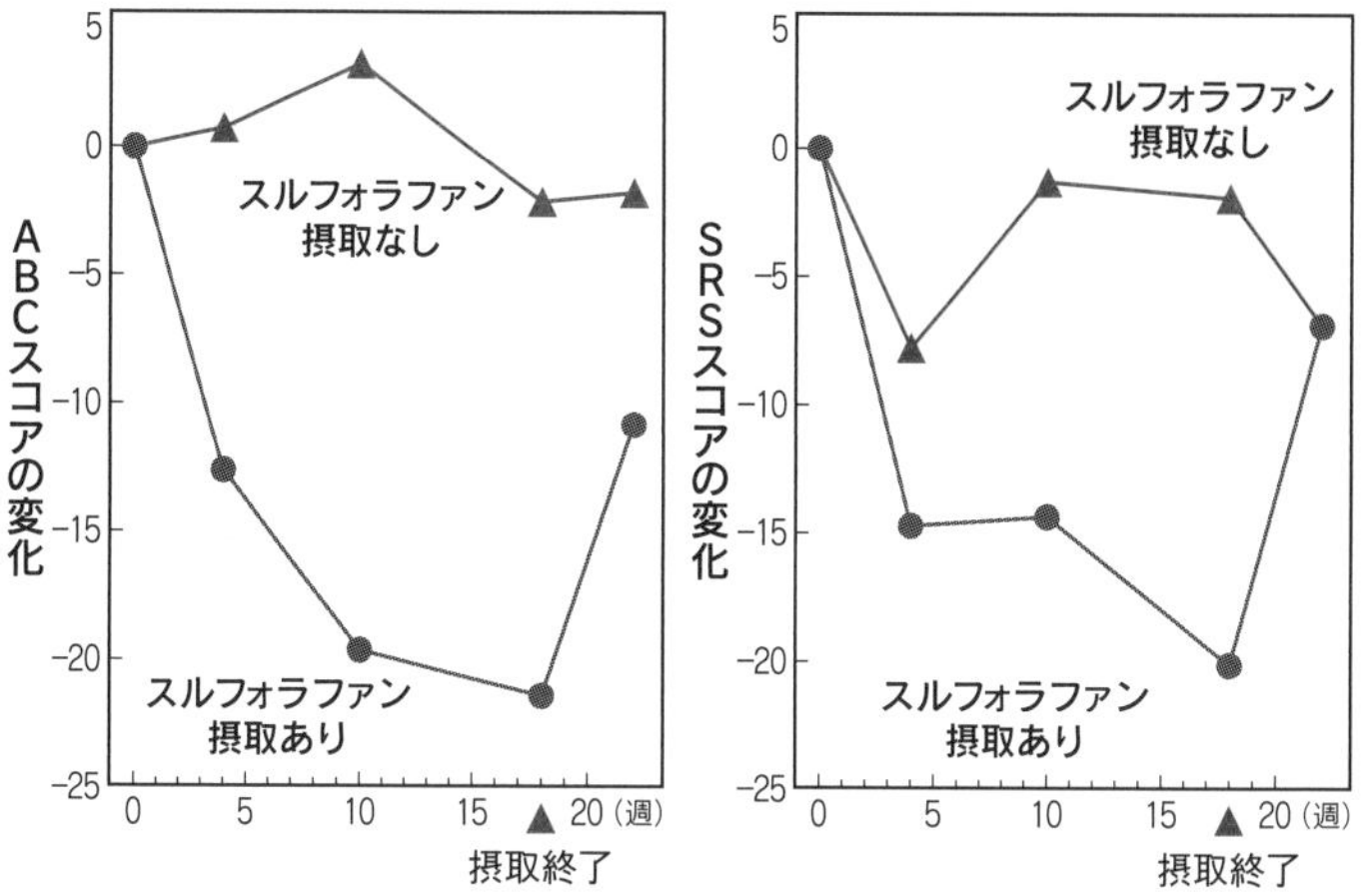

スルフォラファン投与後、5週間後から大幅にスコアが低下（症状は改善）した。また、18週後に投与を終了すると、スコアは上昇（症状は悪化）した

この実験では、ＡＳＤ患者44人のうち29人に、スルフォラファンを18週間にわたって毎日摂取してもらい、3種類の行動測定法を用いて変化を評価しました。この行動測定法は、スコアが高いほど異常行動の傾向を示し、スコアが低くなるほど、行動が改善されたことを示します。

スルフォラファンを摂取したグループでは、異常行動チェックリストと対人応答性尺度の平均スコアが大幅に低下し、行動の改善が確認されました。

いっぽう、スルフォラファンを摂らなかったグループでは、明らかな変化は見られませんでした。

18週間の検証後、**スルフォラファンの摂取を止めるとスコアは上昇しました。**

スルフォラファンの摂取がASDの行動改善に効果をもたらしたことが確認されたのです（前ページ図5-4参照）。

これまでの研究で、ASD患者には体内の活性酸素を取り除く抗酸化作用の低下や、神経炎症などの異常が認められることが報告されています。

そして、ブロッコリースプラウトに含まれるスルフォラファンには、体内の抗酸化作用の向上や炎症抑制などの効果が知られています。

この実験の結果は、スルフォラファンの抗炎症・抗酸化作用によって、ASDの症状が改善する可能性を示すものだと推測されます。

肥満を抑える効果（抗酸化）【動物】

◉メタボな人は生活習慣病を招きやすい

女性の悩みナンバーワンといえば、やはり「ダイエットしても、なかなかやせられない」ということでしょう。

ただ実際には、本当にダイエットが必要なほどの肥満というわけではなく、「少しでもスリムでキレイになりたい！」と、ダイエットに励んでいる人が多いのではないでしょうか。無理なダイエットは、かえって健康を損ねかねません。

男女を問わず問題なのは、いわゆる「メタボ」の人です。

日本では、ウエストまわりが男性で85センチメートル、女性で90センチメートルを超え、血圧・血中脂質・血糖のうち、2つ以上が基準値を超えていると、「メタボリックシンドローム」と診断されます。

肥満には、皮下《ひか》脂肪が溜まる「皮下脂肪型」と、内臓のまわりに脂肪が溜まる「内臓脂肪型」があります。

生活習慣病を招きやすいのは内臓脂肪型で、中高年の男性に多い肥満のタイプです。このタイプは見た目にはわかりにくいことも多く、気づいたら生活習慣病が進んでいたというケースもあります。

「若いころと比べて体重はほとんど変わっていないのに、歳をとったらおなかが出てきた」という人は要注意です。

◉脂の摂り過ぎによる肥満にも有効

脂が多い食事は肥満やメタボの原因となり、ひいては心筋梗塞や脳梗塞、認知症などに

図5-5 スルフォラファンは体重の増加を抑える

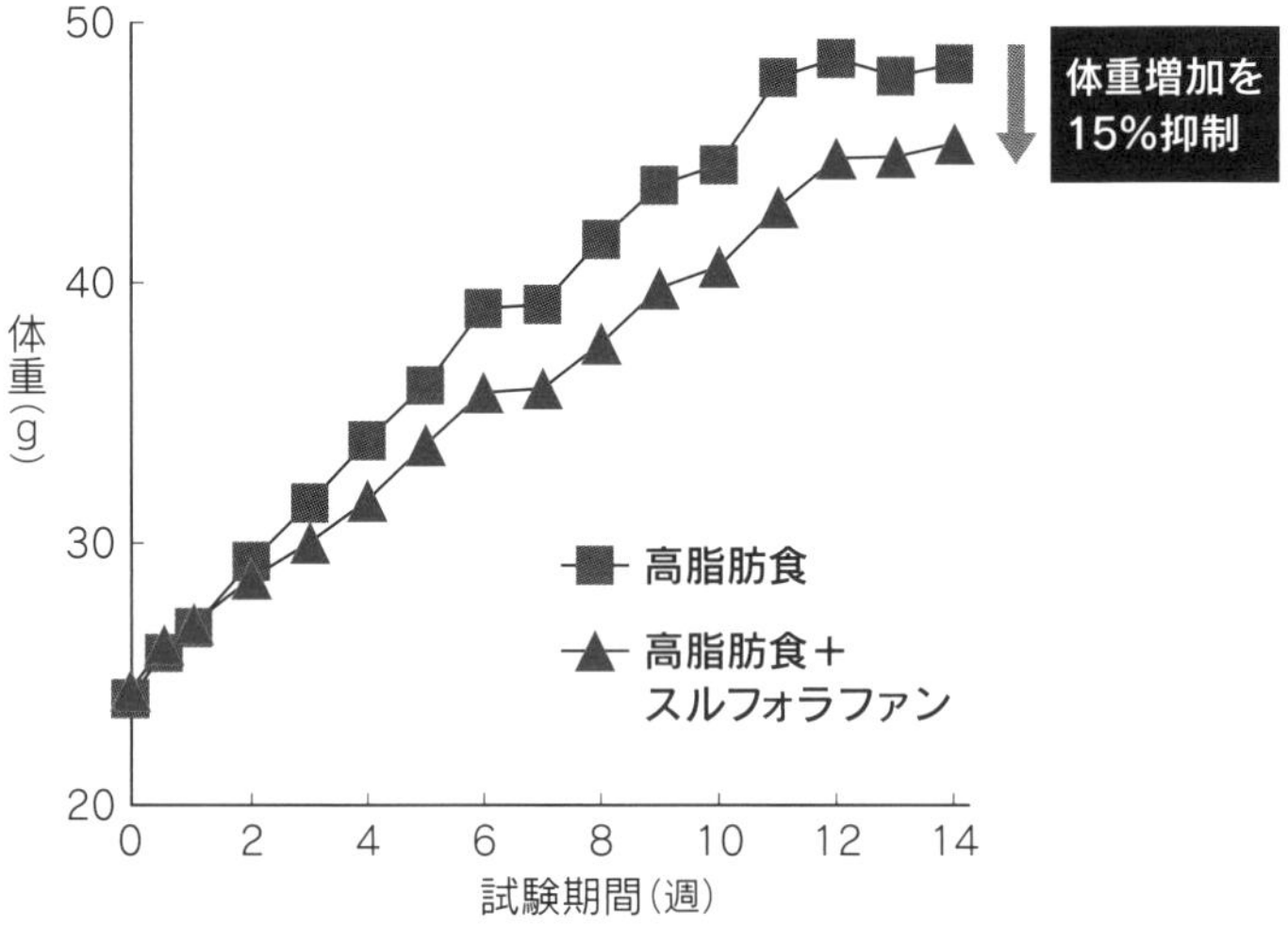

高脂肪食とスルフォラファンを投与した場合、
高脂肪食のみの場合と比べ、体重増加を15%抑制した

平均値+標準誤差、n=9、#P<0.05、##P<0.01vs.高脂肪食。
＊one-way ANOVA、Bonferroni post hoc test を改変

つながっていくとされています。

旭川医科大学の太田嗣人教授（金沢大学：当時）らの研究グループは、動物レベルでスルフォラファンが脂の摂り過ぎによる肥満に及ぼす効果を調べました。

この研究では、マウスを3つのグループに分け、それぞれ通常のエサ、高脂肪のエサ、スルフォラファンを混ぜた高脂肪のエサを14週間与えました。

その結果、**スルフォラファンを混ぜた高脂肪のエサを与えたグループでは体重の増加率が15%抑えられ、体脂肪の量がおよそ20%減りました**（図5-5参照）。

これは、スルフォラファンを摂ると、脂の摂り過ぎによる肥満が抑えられる可能性を示すものだといえます。

さらにこの研究では、スルフォラファンが肥満を抑えるしくみも明らかになりました。

◉脂肪を消費する細胞を増やす

肥満とは、脂肪組織が溜まり過ぎた状態のことです。この脂肪組織には、2つの種類があります。

1つは脂肪を溜め込む「白色《はくしょく》脂肪組織」、もう1つは脂肪を消費して熱を発生させる「褐色《かっしょく》脂肪組織」です。皮下脂肪や内臓脂肪は、白色脂肪細胞になります。

褐色細胞組織の量が少ないと、よけいな脂肪が溜まりやすくなり、肥満やメタボの原因になってしまいます。つまり、褐色脂肪細胞が多ければ多いほど、余分なエネルギーを消費しやすい、太りにくい体であるともいえます。

今回の研究で、**詳しいメカニズムこそ判明していないものの、スルフォラファンが白色脂肪組織が褐色脂肪組織になるのをうながして脂肪の消費を増やし、肥満を抑える**ことがわかりました。

◉腸内細菌のバランスを改善する

近年、「腸内細菌」とか「腸内フローラ」という言葉を耳にすることが多くなりました。私たちの腸の中には、ビフィズス菌や乳酸菌など、さまざまな細菌が棲《す》みついています。その数は1000種類、100兆個にもなるともいわれ、私たちの健康に大きな影響を与えることがわかっています。

それらの腸内細菌のかたまりが、電子顕微鏡《けんびきょう》で見ると「お花畑」のように見えることから、「腸内フローラ」と呼ばれているのです。

この腸内フローラは、太りやすさとも関わっていると考えられています。旭川医科大学の太田嗣人教授の研究では、マウスに高脂肪のエサを与えると、肥満と関わりがあるとされている細菌が増えることが確認されています。

しかし、スルフォラファンを含む高脂肪のエサを与えたグループでは、肥満と関わりがあるとされている細菌の増加が抑えられたのです。

つまり、スルフォラファンには、**腸内フローラのバランスを太りにくい状態に改善する働きがある**ということです。

太田教授の実験はマウスによるものですが、スルフォラファンはヒトの研究でもダイエット効果が出ています。

先ほど紹介した山岸昌一教授の研究（本章102ページ参照）においては、スルフォラファンを摂ることにより、AGE値が下がったのに加え、平均で腹囲がおよそ2・5センチメートル減少しました。スルフォラファンは、人においても肥満抑制に効果があることが示《し》唆《さ》されています。

加齢黄斑変性症の抑制効果（抗酸化）【動物】

◉抗酸化物質を誘導し、網膜のダメージを減らす

スルフォラファンには、紫外線によって目や皮膚が受けるダメージを防ぐ効果も期待されています。

高齢化が進んだことによって増えている病気の1つに「加齢黄斑《かれいおうはん》変性症」があります。

加齢黄斑変性症は、網膜《もうまく》にあってモノを見るときに重要な働きをする黄斑という組織に、歳をとるとともに異常が起こることで視力が低下してしまう病気です。紫外線や青色の光など、光の刺激によって網膜がダメージを受けることが原因だといわれています。

この病気になると、視界がゆがんだり、視野が欠けたりし、悪化すると失明してしまう

おそれもあります。

スルフォラファンには、**細胞の中の抗酸化物質を引き出し、酸化ストレスから細胞を守るのをサポートする働き**があります。京都大学による動物レベルの実験では、スルフォラファンを与えられたマウスが網膜に抗酸化物質を誘導し、光を浴びることによって受ける網膜のダメージを効果的に減らしたことが確認されています。

これは第4章で述べた、スルフォラファンが抗酸化酵素の遺伝子の発現にスイッチを入れることにより、間接的に酸化ストレスから細胞を守る働きをしているわけです。

したがって、スルフォラファンを摂ることは、加齢黄斑変性症の予防にも効果があると考えられます。

花粉症の症状をやわらげる効果(抗炎症)【動物】

◉花粉症に悩む人は急速に増えている

春先になると、「また、この季節が来てしまった……」とゆううつになるのが花粉症です。みなさんの家族や友だちにも「目がかゆい」「くしゃみや鼻水が止まらない」などと、ツラそうにしている人がいるのではないでしょうか。もしかしたら、ご自身も花粉症に悩

図5-6 花粉症の人は年々増え続けている

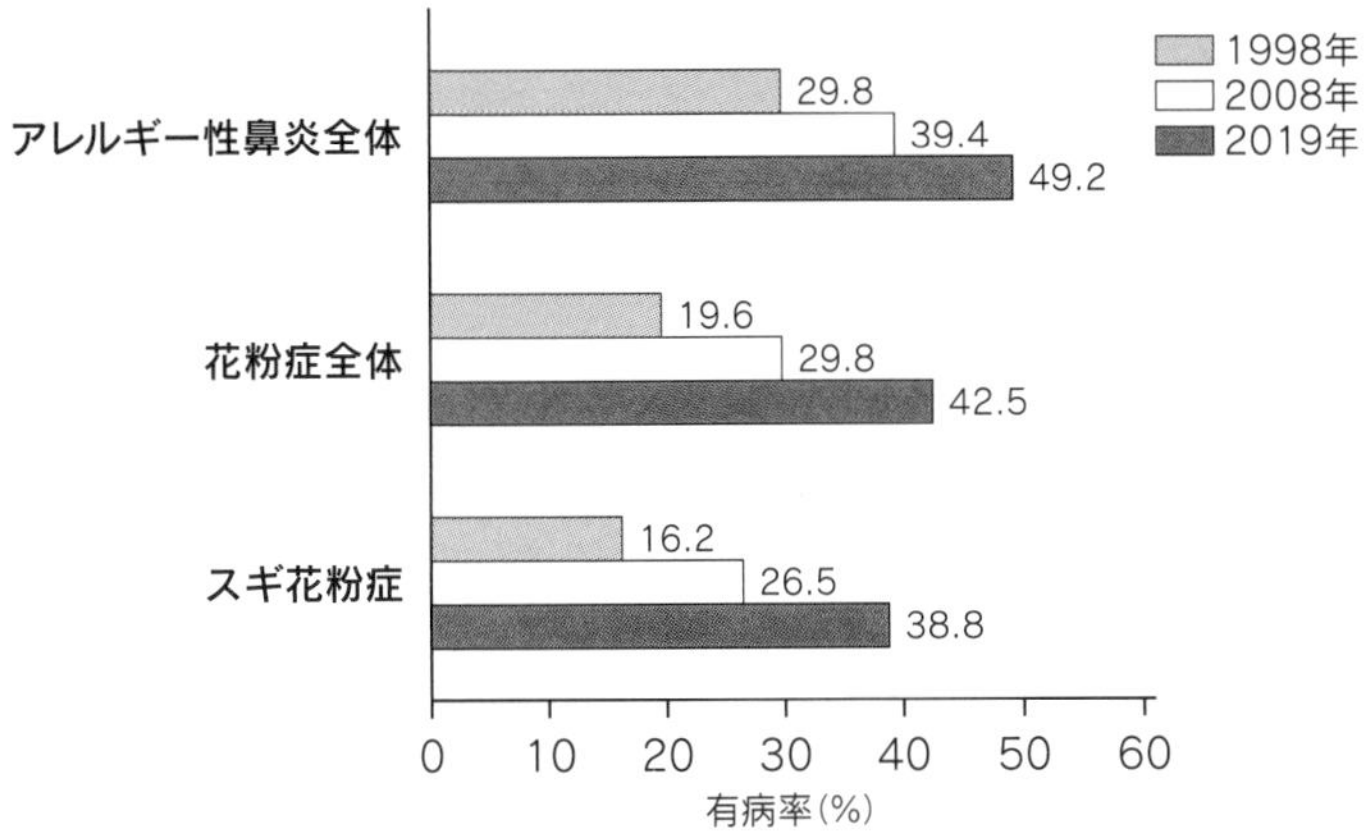

花粉症は10年間で2倍以上に増加。スギ花粉症が大半を占める

＊松原 篤ほか：鼻アレルギーの全国疫学調査2019（1998年，2008年との比較）：速報
－耳鼻咽喉科医およびその家族を対象として－．日耳鼻 2020；123：485-490

む1人かもしれませんね。

花粉症ではない人も、「これまで花粉症になったことはないから大丈夫！」と油断してはいけません。突然、花粉症になる可能性は誰にでもあるからです。

実際、花粉症に悩まされる人は急速に増えています。2020年、全国の耳鼻咽喉科の医師と、その家族を対象としておこなわれたアンケート調査の結果が発表されました。スギ花粉症をはじめ、アレルギー性鼻炎全般について調べたものです（図5-6参照）。

同様の調査は、1998年と2008年にもおこなわれています。今回、前の2回と比べたところ、明らかに花粉症の人が増えていることがわかりました。

図5-6にあるように、花粉症に悩まされている人は、20年あまりで2倍を超える増え方になっているのです。

◉スルフォラファンがスギ花粉症をやわらげる?

とにかくツラい花粉症ですが、スルフォラファンがそんな悩みを解消してくれるかもしれません。

くしゃみや鼻水などといった、花粉症のさまざまな症状は、「体の中に入り込んできた花粉という異物を追い出そうとするアレルギー反応」として起こるものです。アレルギー反応は、炎症の一種です。

花粉が体の中に入ってくると、花粉を敵とみなして攻撃する「IgE（アイジーイー）抗体」という物質が作り出され、鼻腔《びくう》にある「マスト細胞」といわれる細胞の表面に付着します。

そして、次に花粉が入ってきたとき、IgE抗体がアレルギー反応を引き起こすもととなる「ヒスタミン」という物質がマスト細胞から放出されて、アレルギー物質である花粉をくしゃみや鼻水などで排出しようとするわけです（図5-7参照）。

図5-7 花粉症の発症メカニズム

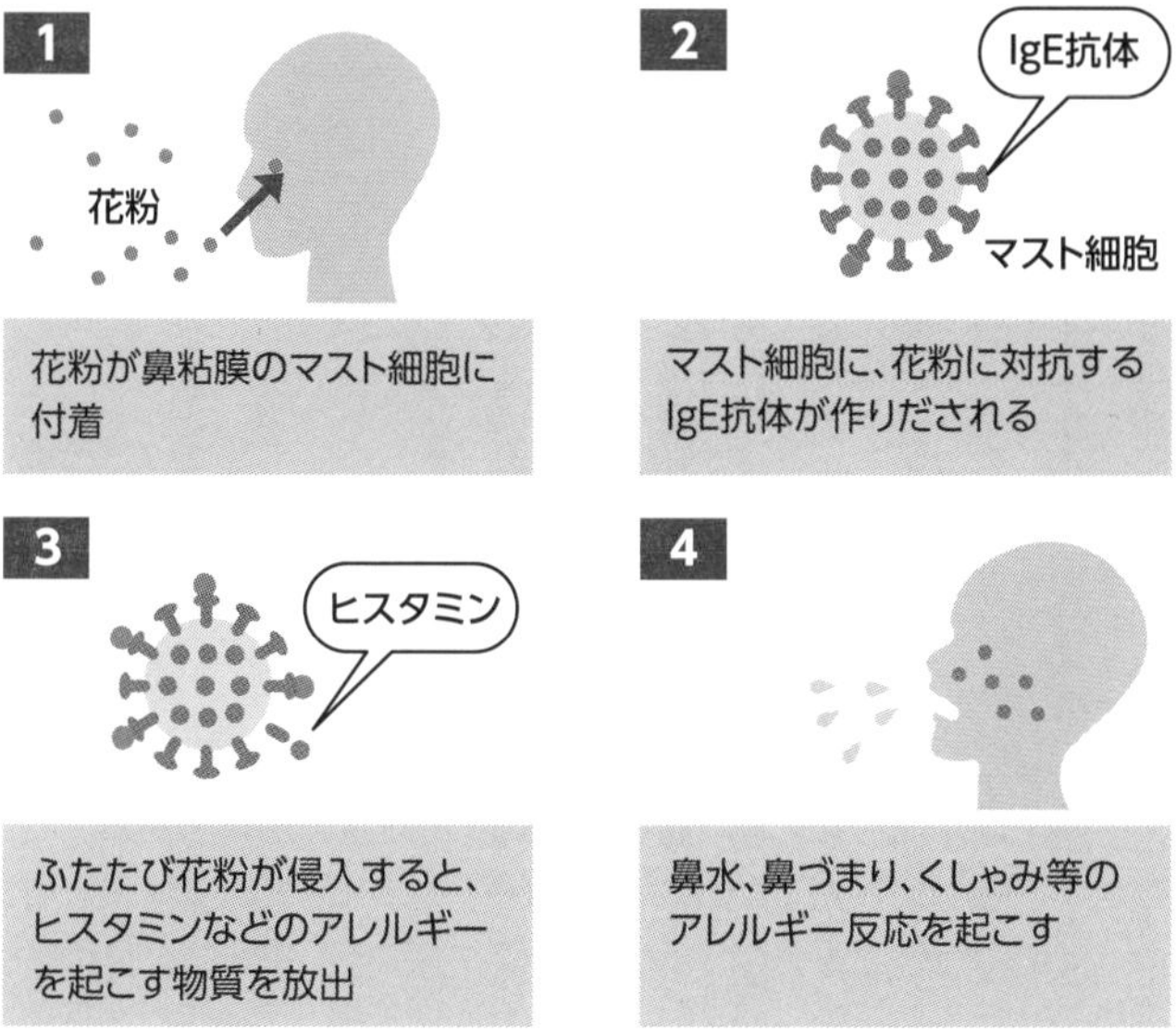
1
花粉
花粉が鼻粘膜のマスト細胞に付着
2
IgE抗体
マスト細胞
マスト細胞に、花粉に対抗するIgE抗体が作りだされる
3
ヒスタミン
ふたたび花粉が侵入すると、ヒスタミンなどのアレルギーを起こす物質を放出
4
鼻水、鼻づまり、くしゃみ等のアレルギー反応を起こす

IgE抗体が鼻水、くしゃみなどのアレルギー反応を起こすヒスタミンを放出する。ヒスタミン抗体を抑えると、アレルギー反応が抑えられる

スルフォラファンには、ＩgE抗体が作り出されるのを抑える働きがあることが、細胞を使った試験によって確認されています。

また、筑波大学消化器内科医師の谷中昭典氏（東京理科大学薬学部：当時）らの研究では、スルフォラファンに花粉症を抑える効果があることが、マウスを用いた実験で確認されました（次ページ図5-8参照）。

この実験では、スギ花粉からの抽出物《ちゅうしゅつぶつ》を与えたマウスに、スルフォラファンを混ぜたエサ

図5-8 スルフォラファンはIgE抗体が作られるのを抑える

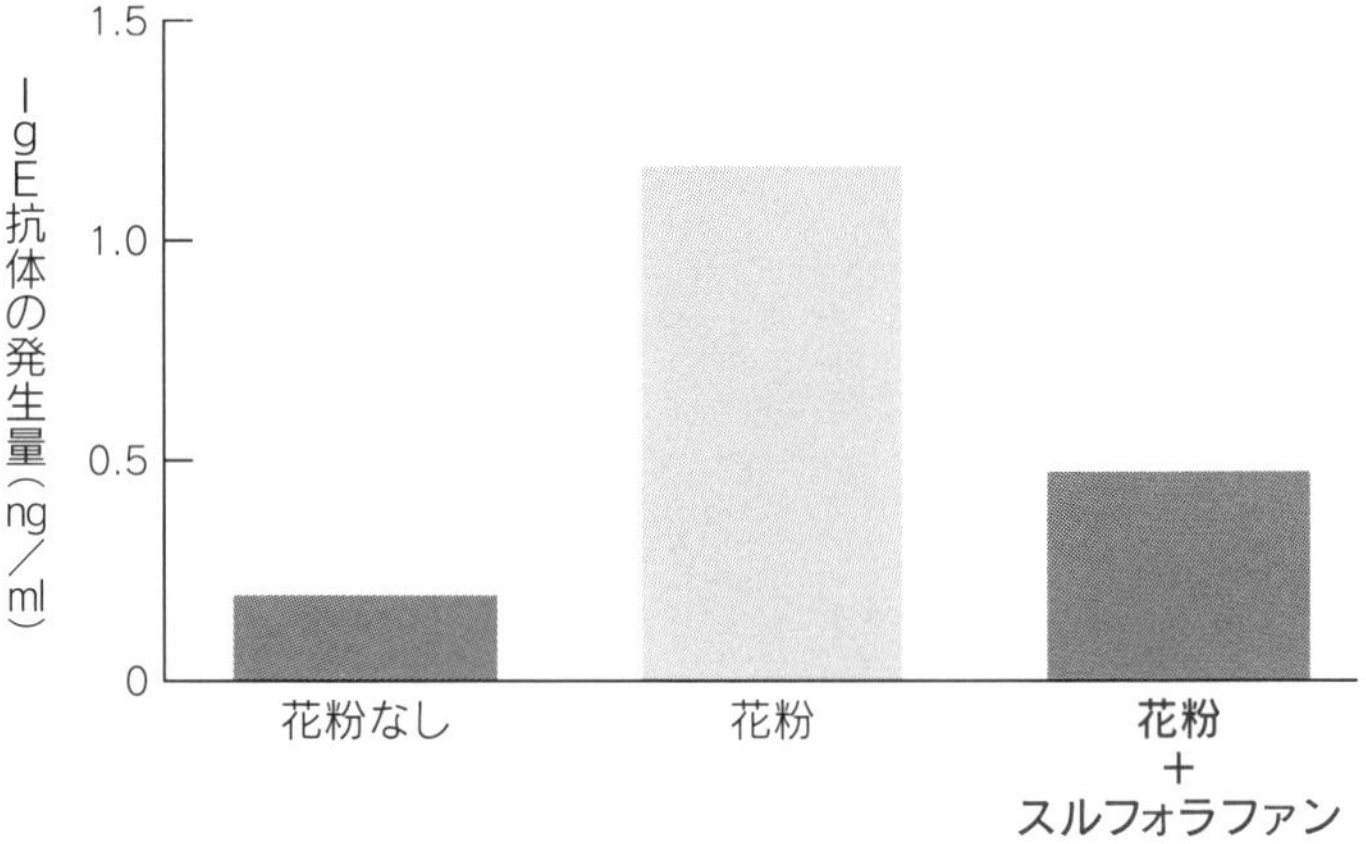

スルフォラファンを投与すると、花粉症の原因である、
IgE抗体の発生量が花粉のみの場合の半分以下になった

＊東京理科大学谷中らの研究結果。2010年3月の日本薬学会第130年会にて発表

を与えて、スギ花粉のアレルギー反応がやわらぐかどうかを調べました。

その結果、スルフォラファンにＩｇＥ抗体が作り出されるのを抑える効果があることが明らかになったのです。

これは、第４章で説明したように、スルフォラファンがＮｒｆ２（エヌアールエフツー）の働きをうながし、アレルギー反応を引き起こすＩｇＥ抗体が作り出されるのを抑えることにより、花粉症の症状を間接的にやわらげるのだと考えられます。

つまり、スルフォラファンを摂れば、抗炎症作用によってＩｇＥ抗体ができにくくなり、花粉症の症状がやわらぐ可能性があるということです。

また、花粉以外のアレルギーでも、IgE抗体に対するスルフォラファンの効果が確認されています。

カリフォルニア大学のワン氏らがおこなった研究では、ディーゼル排気粒子《りゅうし》が体内に入り込むとIgE抗体を作り出して気道アレルギーを起こしますが、**スルフォラファンに「IgE抗体」が作り出されるのを抑え、アレルギーをやわらげる効果がある**ことを確認しています。

心の病気を予防・改善する効果【動物】

◉心の病気に悩まされる人が増えている

スルフォラファンの効果が期待できる分野として注目されているのがメンタルヘルス、心の病気の分野です。

私たちは毎日、さまざまなストレスに囲まれて生活しています。また、自然災害や新型コロナウイルス感染症などによって、これまでとは異なる生活を送らなければならない環境にさらされるようにもなっています。

そんな状況の中、心の病気に悩まされる人が多くなっています。

では、どれくらいの人が心の病気にかかっているのでしょうか?

厚生労働省の「平成29年患者調査」によると、心の病気で通院や入院をしている人の数は、419万3000人にのぼります。なんと、日本人のおよそ30人に1人の割合にもなります。

また、「日本人の5人に1人は、一生のうちに何らかの心の病気にかかる」ともいわれています。心の病気は、けっして特別なことではありません。誰でもかかる可能性があるのです。

心の病気として多いのは、うつ病、不安障害、統合失調症、認知症などで、とくに最近はうつ病、認知症の人が増えています。

こうした心の病気に対しても、スルフォラファンの効果が期待されています。ここでは、これまでにおこなわれてきた研究について紹介していきましょう。

うつ病の予防(抗炎症・抗酸化)【動物】

心の病気の代表的なものが、うつ病です。

うつ病は、気分が落ち込んでゆううつになる、やる気が出ないといった精神的な症状のほか、眠れない、疲れやすい、体がだるいといった身体的な症状も表れることがあります。日本では、100人に3~7人という割合で、これまでにうつ病を経験した人がいるという調査結果があります。

千葉大学の橋本謙二教授たちのグループは、うつ病を予防する食品成分として、野菜の機能性成分に着目し、ブロッコリースプラウトのスルフォラファンがうつ病を予防する効果を調べる動物実験をおこないました。

実験では、体格が異なる2種類のマウスを同じケージに入れて、毎日10分間、10日間にわたり、大きいマウスに小さいマウスをいじめさせ、それ以外の時間は2匹のマウスを仕切りで分けて生活させました。

マウスには、実験の前後に甘いショ糖水を与えました。ショ糖水を飲む量の減り具合で、うつ状態になったかどうかが確認できるからです。この実験では、うつになると食欲がなくなるので、ショ糖水を飲む回数が減ると考えられます。

実験の結果、いじめを受けたマウスは明らかにショ糖水を飲む量が減り、人間と同じような「社会的敗北ストレス」が生じて、うつ状態になったことが確認されました（次ページ図5-9参照）。

しかし、事前に3週間、スルフォラファンを含むエサを与えたマウスは、同じように毎

図5-9 スルフォラファンを摂ると、うつ状態になりにくい

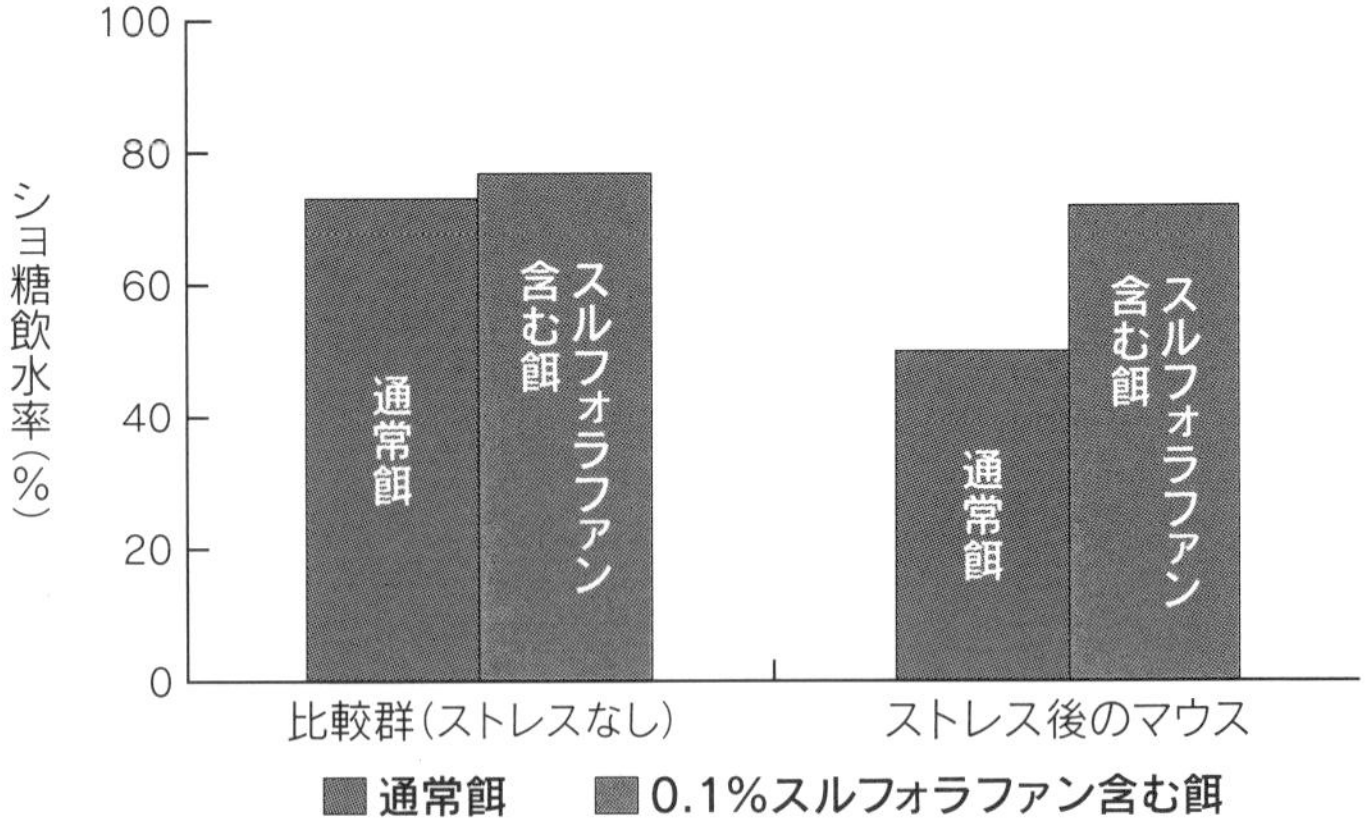

通常餌を与えたグループは、ストレス後に20%、ショ糖飲水率が低下(食欲低下)した。一方、スルフォラファンを含む餌のグループは、ストレス後もほとんど変化がなかった

＊Yao W, Yamamoto M, Hashimoto K(2016)

日10分間、10日間にわたっていじめられる生活を続けても、ショ糖水を飲む量に、ほとんど変化がありませんでした。

つまり、**スルフォラファンを摂ると、うつ状態になりにくい**ということです。

うつ病になっているマウスを調べると、Nrf2（エヌアールエフツー）及びkeap1（キープワン）が減っていることが確認されました。第4章で説明した「Nrf2・keap1防御システム」、いいかえると、抗酸化や抗炎症のメカニズムが働きにくい状態になっていたのです。

しかし、うつ状態になったマウスにスルフォラファンを与えると、第4章で説明したように、スルフォラファンがNar

f2とKeap1を切り離します。

それがきっかけとなって、抗酸化や抗炎症のメカニズムが働き、うつ状態の改善につながったと考えられています。

統合失調症の予防・改善(抗炎症・抗酸化)【動物】

統合失調症は、こころや考えがまとまりづらくなってしまう病気です。そのため、気分や行動、人間関係などに影響が出てきます。

日本での統合失調症の患者数は、およそ80万人。人口の100人に1人弱が統合失調症にかかるわけです。けっして少ない数とはいえないでしょう。

統合失調症の症状には、以下の2種類があります。

①健康なときには見られなかった状態が表れる「陽性症状」
②健康なときにあったものが失われる「陰性症状」

典型的な陽性症状としてよく知られているのは、「幻覚」と「妄想」です。

幻覚とは、実際にはないものをあるように感じるもので、なかでも自分の悪口やうわさなど、周りの人には聞こえない声が聞こえる「幻聴」が多くみられます。

妄想とは、明らかに間違った内容を信じてしまい、周りの人がいくら訂正しようとしても受け入れられない考えのことです。いやがらせをされていると思い込む「被害妄想」、テレビやインターネットが勝手に自分の情報を流していると思い込む「関係妄想」などがあります。

陰性症状には、意欲が低下する、感情表現が少なくなるといったものがあります。

先に紹介した、千葉大学の橋本謙二教授らのグループは、統合失調症についてもスルフォラファンを用いた実験をおこなっています。

統合失調症は、思春期から青年期にかけて発症しやすい、心の病気です。原因は明らかになっていませんが、多くの研究によって、**胎児期にお母さんの体に炎症が起こると、生まれてくる子どもが統合失調症になるリスクが高くなる**ことがわかっています。

橋本教授たちのグループは、リスクをもって生まれた子どもが思春期に入る前の小児期に、栄養学的に炎症を抑える対策をすれば、統合失調症の発症が抑えられるのではないかと考え、マウスを用いた実験をおこないました。

この実験では、小児期にあたる生後4週から8週のマウスを2つのグループに分け、それぞれ、ふつうのエサとスルフォラファンを含むエサを与えました。そして8週以降に、統合失調症と似た症状を起こす薬物をマウスに与えました。

すると、ふつうのエサを与えたマウスは、それまでに生活していた場所がはじめての場所であるかのように動き回るなど、統合失調症の中心的な症状である「認知機能障害(記憶、思考、理解、判断などの知的な能力に支障が生じた状態)」が起こりました。

いっぽう、スルフォラファンを含むエサを与えたマウスはそういった行動を起こさず、統合失調症を発症しませんでした。また、薬物を与えて統合失調症を発症したマウスにスルフォラファンを与えると、症状が回復することも確認されました。

統合失調症やうつ病など、多くの心の病気には、酸化ストレスや炎症が関わっていることがわかっています。

実験によって明らかになった効果から、**スルフォラファンの抗酸化作用や抗炎症作用によって統合失調症の改善が認められた**のだと推測されます。

がん細胞の自然死を誘導（DNAの発現への影響）【動物・ヒト培養細胞】

がん細胞は、本来は自然に死滅する細胞のDNAが変異し、どんどん増殖を続け、コントロールできなくなることが問題です。がん細胞が自然死するように誘導することが、がん治療にとって重要な治療法の1つとして考えられています。

スルフォラファンには、**がん細胞のDNAの発現に影響を与え、がん細胞が死滅するような作用をしている可能性が高い**ことが最近の研究でわかってきました。

DNAには、さまざまな遺伝子情報が組み込まれていますが、その遺伝子情報がすべて発現するわけではありません。**遺伝子にある種のタンパク質が絡みついて、遺伝子のスイッチが入ったり、オフになったりして遺伝子が発現したり、発現しなかったりします。**

スルフォラファンは、その**タンパク質の絡み方に影響を与え、がん細胞が自然に死滅するような作用を及ぼしている**ことが判明しています。がん細胞が自然死する遺伝子にスイッチを入れていたのです。

この作用によって、当時はそのメカニズムが完全に解明されていなかった、スルフォラファンによってがん細胞が減ったり、死滅したりするというタラレー博士の研究結果も説明することができます。

もちろん、スルフォラファンの抗酸化・抗炎症作用も、細胞のがん化やがん細胞の増殖を抑える働きがありますが、さらに、がん細胞の自然死を誘導する効果も加わったということです。


ミシガン大学総合がんセンターの研究者らの研究によれば、**スルフォラファンは、がん幹《かん》細胞（腫瘍の増殖を促進させる少数の細胞）を標的にすることで、乳がんの予防や治療に役立つ可能性がある**ことが明らかになりました。

ミシガン大学総合がんセンターの研究者によると、現在の化学療法はがん幹細胞には効果がなく、むしろがんの再発、転移の理由となっていて、がん幹細胞を除去することが、がんをコントロールするカギになるとのことです。

今回の研究では、乳がんを発症させたマウスを用い、スルフォラファンを注射しました。その結果、スルフォラファン摂取後には、がん幹細胞の著《いちじる》しい減少が示され、いっぽうで正常細胞にはほとんど影響がありませんでした。さらに、スルフォラファンで治療したマウスのがん細胞は、新たな腫瘍を発生させることができませんでした。

次に、実験室でヒトの乳がん培養細胞に対するスルフォラファンの効果を調べたところ、同様にがん幹細胞が減少することがわかりました。
同様の研究は、前立腺《ぜんりつせん》がんでもおこなわれ、スルフォラファンが、がん細胞の自然死を誘導することが確認されています。

がん予防の研究では注目を浴びたスルフォラファンですが、現段階での研究では、がんの発症を完全に防いだり、ワクチンのように予防したりするものではありません。

しかし、私たちの**体のしくみに働きかけ、本来もっている細胞の力を発揮させるようにし、がんが発生しにくい、増殖しにくい状態を作る可能性が高い**と考えられます。

がんは何より早期発見が大切です。ブロッコリースプラウトを毎日食べ、スルフォラファンを十分摂っているから大丈夫というわけではありません。がん対策のためには、医療機関での定期的な検診や検査を受けるようにしましょう。

美容面での効果も期待されている

スルフォラファンに期待されているのは、さまざまな病気や症状の改善効果だけではありません。シワやシミ、そばかすの予防、肌の保湿、抜け毛や薄毛の改善といった美容面

図5-10 シミ・そばかすができるメカニズム

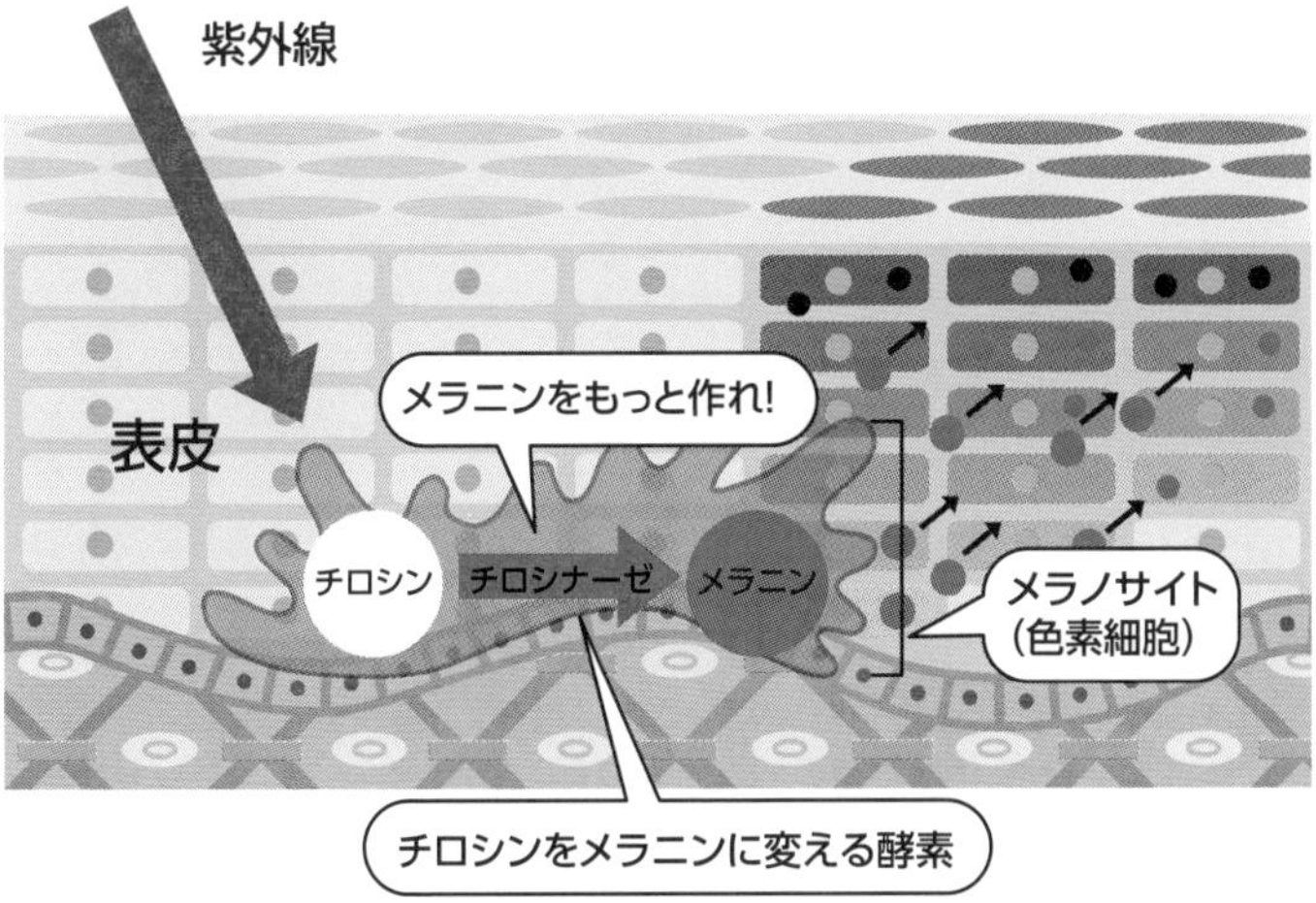

紫外線を受けることにより、チロシナーゼに「メラニンをもっと作れ」という指令が伝わる。メラノサイトで作られたメラニンは、肌の表面の細胞に移動し、シミ・そばかすとなる。シミ・そばかすを防ぐには、チロシナーゼの働きを抑えることがカギになる

での効果も期待されています。最近の研究の結果もふまえて、美容面で期待されるスルフォラファンの効果について見ていきましょう。

◉シミやそばかすの予防

シミやそばかすは、年を重ねるほど増えやすく、一度出るとなかなか消えないため、多くの女性が抱えている肌の悩みではないでしょうか。

シミやそばかすの正体は、表皮に過剰に蓄積されたメラニン色素です。肌が紫外線などの刺激を受けると、表皮のメラノサイトという色素細胞が活性化されます。

すると、チロシナーゼという酵素

の働きが活発になって、メラノサイト内にあるチロシンというアミノ酸がメラニン色素に変換されます。それが過剰に作り出されて肌に沈着《ちんちゃく》し、シミやそばかすの原因となるわけです（前ページ図5-10参照）。

宮崎大学でのマウスによる実験で、**スルフォラファンにはチロシナーゼの働きを抑える効果があり、メラニン色素が作られるのを阻止する**ことが確認されました。このことから、スルフォラファンはシミやそばかすを予防する可能性があると期待されているのです。

◉糖化によるシミやシワの予防

近年、老化や病気の原因として注目されている「糖化」ですが、肌の老化にも大きく関わっていると考えられています。

肌の張りや弾力性を保つコラーゲンが糖化すると、肌が硬《かた》くなったり、シワの原因になったりします。また、ロート製薬がおこなった肌の糖化に関する研究では、糖化した表皮の角化《かくか》細胞ではメラニン生成を引き起こすサイトカインが増えることが確認され、細胞の糖化もシミの発生が関わっている可能性があると示唆されています。

これまでにも紹介したように、**スルフォラファンには抗糖化作用があります。**したがって、肌の糖化によって生じるシミやシワの予防にも効果をあらわすのではないかと考えら

図5-11 スルフォラファンの抗酸化作用で肌を保湿

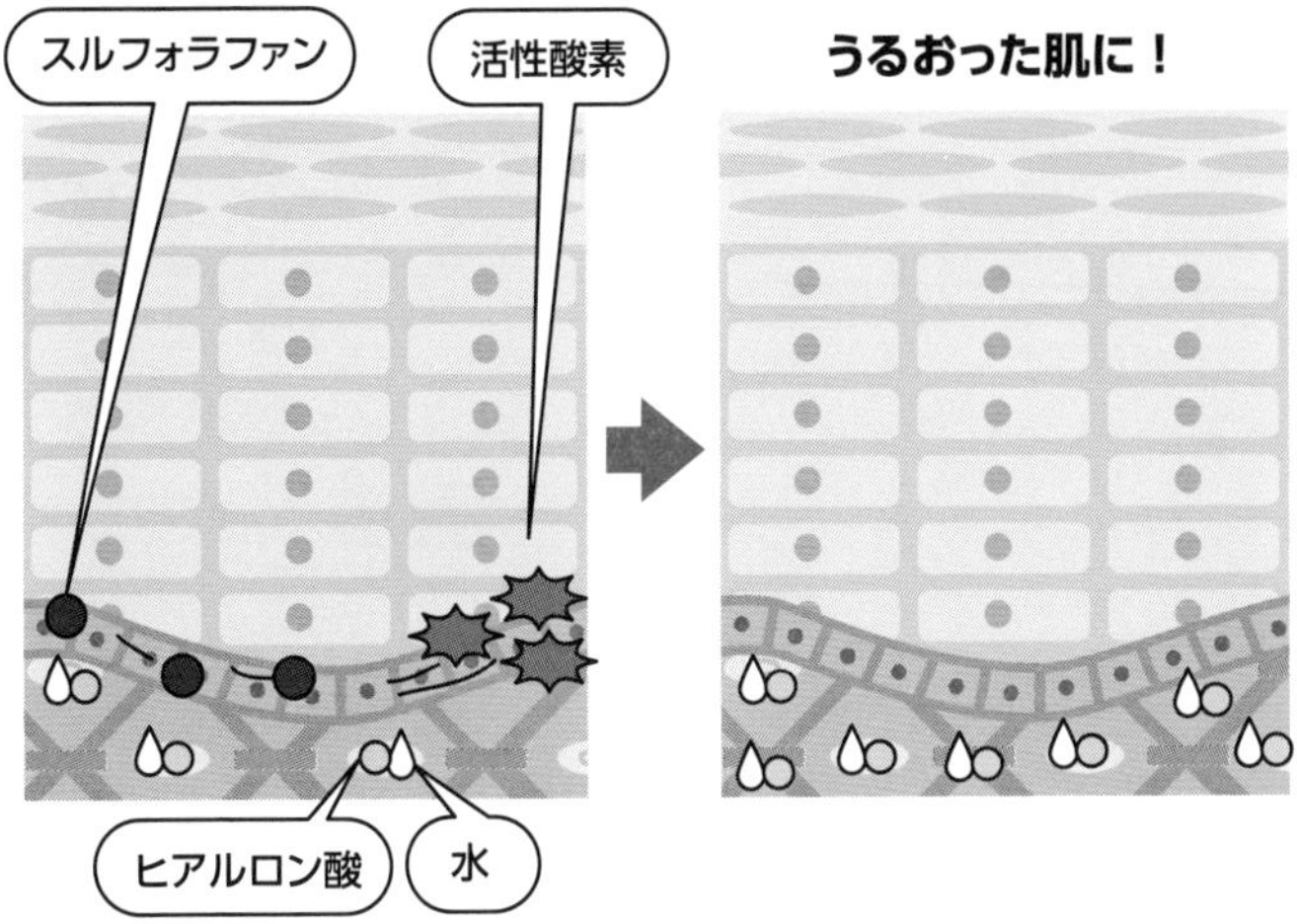

スルフォラファンの抗酸化酵素の働きを活発にすることで、活性酸素を減少させ、保湿効果の高いヒアルロン酸を増やし、肌がうるおうことになる

れています。

◉肌の保湿

シワやシミと並んで多い肌の悩みは、「うるおいがなくなった」「かさつきが気になる」ということです。

皮膚は、外側の表皮と内側の真皮《しんぴ》からできています。表皮には蒸発を防ぐ役割があり、真皮ではヒアルロン酸などが保水の役割を果たしています。これらの働きによって、肌のうるおいが保たれているのです。

しかし、加齢や紫外線などによって活性酸素が生じると、ヒアルロン酸やコラーゲン線維が減ったり、壊されたりして肌の張りが失われ、肌の乾燥へとつながります。

スルフォラファンには、肌の保湿機能があることが研究によって確認されています（前ページ図5-11参照）。

肌が乾燥しがちな健常な成人の男女を対象に、スルフォラファンを12週間にわたって摂ってもらったところ、**皮膚の水分量が増える**ことが明らかになりました。

スルフォラファンには抗酸化作用があるので、活性酸素を減少させ、ヒアルロン酸を増やすことによって、肌のうるおいを保つのに役立つのだと考えられます。

◉薄毛、抜け毛の予防

男性に多い美容面、とくに見た目の悩みとしてあげられるのは、薄毛、抜け毛ではないでしょうか。

最近は、女性にも薄毛の悩みが増えているようです。

ある調査によれば、薄毛を「認識している」男性は1260万人、そのうち薄毛を「気にしている」男性は800万人、薄毛への「対処をしたことがある」男性は650万人、現在、薄毛の「対処をしている」男性は500万人いるとされています。多くの成人男性が薄毛の悩みを抱えていることがわかります。

図5-12 AGA(男性型脱毛症)のメカニズム

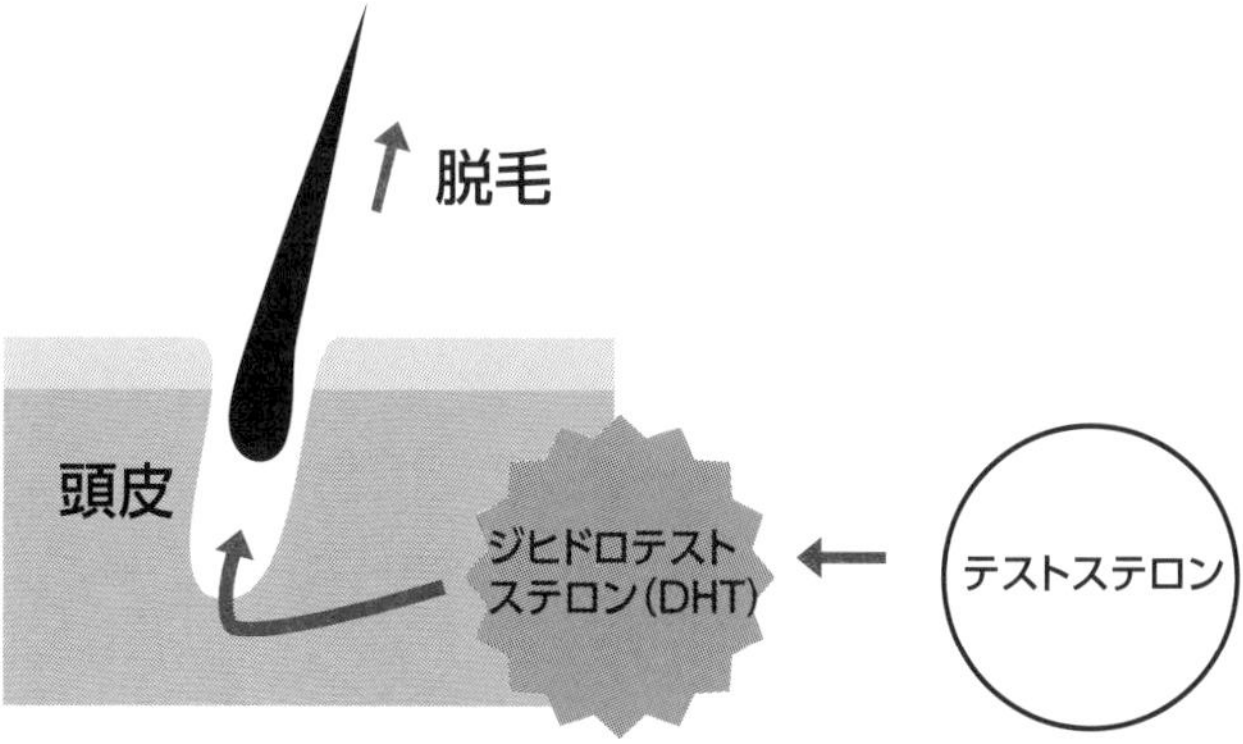

抜け毛は、男性ホルモンであるテストステロンが、ジヒドロテストステロン(DHT)に変化したものによって起こる。DHTを抑えることができれば、脱毛も抑えられる。スルフォラファンは、DHTを抑える酵素を肝臓で生み出すことをうながす

男性型脱毛症(AGA)は、男性ホルモンである「テストステロン」から変化してできるジヒドロテストステロン(DHT)と呼ばれる物質が、その原因になります。

喫煙、紫外線、ストレスなどの要因によってホルモンのバランスが崩れると、過剰に増えたDHTが毛根で脱毛要因を増やし、AGAを発症するのです。

この男性ホルモンは女性にもあるので、女性型AGAも同じメカニズムが原因となることがあります(図5-12参照)。とくに女性の場合は、閉経後に女性ホルモンの分泌が減ることで、男性ホルモンの影響を受けやすくなります。

AGAを防ぐ方法としては、テストス

テロンがＤＨＴに変化するのを邪魔することで、ＤＨＴが増えるのを抑える方法がこれまでは主流でした。

しかし、東京医科歯科大学特任助教の佐々木真理氏ら3名のグループがおこなったマウスによる実験で、「一定量のスルフォラファンがＤＨＴを分解する酵素の働きをうながし、血液中のＤＨＴ濃度が下がった結果、マウスの体毛が大幅に再生された」ことが確認されました。

つまり、**スルフォラファンが肝臓に取り込まれると、解毒に関わるさまざまな酵素が作り出され、そのうちの1つが、ＡＧＡの原因となるＤＨＴを分解する**ということが確認されたのです。

ヒトでの臨床試験はまだおこなわれていませんが、スルフォラファンはＡＧＡを予防する新たな方法になりえる可能性があるとして注目されています。

この章では、ブロッコリースプラウトに豊富に含まれるスルフォラファンの効果を紹介してきました。

動物（マウス）で証明された効果が、必ずしもそのまま人間の体に当てはまるとは限りませんが、少なくとも可能性を示していると考えられます。

また、スルフォラファンの効果は、すべての人に当てはまるわけではなく、人によって表れ方が違ってくる可能性もあります。

しかし、スルフォラファンが、体の細胞レベルのしくみに働きかけ、病気になりにくい状態や老化を抑えるような働きをもっていることも、これまでの研究結果から見てきたとおりです。

くどいようですが、スルフォラファンは現段階では医薬品ではなく、病気を予防したり、治療するものではありません。病気の治療は、医療機関を受診し、医師の指示に従うようにしてください。

細胞には、自然死するプログラムが組み込まれている

本章の138ページでとりあげた、がん細胞の自然死は、一種のアポトーシス（自然死プログラム）と考えられています。細胞が自分の役目を終えたり、不要になると、みずから死ぬ（自殺）現象です。細胞死とも呼ばれます。

オタマジャクシがカエルになるときに見られる尻尾《しっぽ》の消失などが典型例です。生物では不都合な細胞、たとえば、がん化しようとする細胞などを取り除くために日常的に起こっています。

しかし、この機能がきかなくなると、細胞ががん化し、広がっていくと考えられています。スルフォラファンは、がん細胞のＤＮＡの遺伝子に働きかけ、がん化した細胞が自然死する遺伝子を発現するように働いたと推測されます。

第5章のまとめ

・スルフォラファンを摂取すると、肝機能の指標であるマーカーの数値が改善する
・スルフォラファンは、有毒物質の排出をうながすデトックス効果がある
・スルフォラファンを摂取すると糖化の元凶であるAGEを減らすことができる
・スルフォラファンを摂取すると動脈硬化の進行を抑えることができる
・スルフォラファンは、糖尿病患者の血糖値を改善する
・スルフォラファンを摂取すると、胃がんの原因となるピロリ菌を殺菌することができる
・スルフォラファンは、便通を改善することができる
・スルフォラファンは、ASD（発達障害）を改善することができる
・スルフォラファンには、肥満抑制の可能性がある
・スルフォラファンは、花粉症を和らげる可能性がある
・スルフォラファンは、うつ状態を予防する可能性がある
・スルフォラファンは、統合失調症を予防・改善する可能性がある

・スルフォラファンは、がん細胞を自然死させる機能を取り戻させる可能性がある
・スルフォラファンは、肌の改善、抜け毛の予防など、美容効果の可能性がある
・スルフォラファンは医薬品ではないので、治療や予防は医療機関の指示にしたがうこと

*動物・細胞レベルの研究では「可能性がある」という表現にしています。

*うつ状態、統合失調症の原因は複数考えられており、化学物質を使った実験は、それぞれ「化学発症性うつ」「化学発症性統合失調症」で、すべての症例を網羅するものではありません。

*本章で取り上げた研究は、ブロッコリー、ブロッコリースプラウト、ブロッコリースプラウトの抽出物、スルフォラファンの前駆体であるSGSなどを使用しておこなわれましたが、一般の読者の方にもわかりやすいように、すべて「スルフォラファン」と表記しました。また、実験結果を収録した論文においても、有効成分は「スルフォラファン」と記されているため、「スルフォラファン」で表記を統一しています。

第6章

「ブロッコリースプラウト」から スルフォラファンをかしこく摂る

ブロッコリースプラウトから、効率よくスルフォラファンを摂るには？

◉「よく噛む」ことで、有用成分をムダなく摂れる

これまでに述べてきたように、スルフォラファンはアブラナ科の植物、なかでもブロッコリーにとくに多く含まれているファイトケミカルです。

ただし、ブロッコリーに含まれているのは、スルフォラファンそのものではありません。実は、その前段階（前駆体《ぜんくたい》といいます）の**「スルフォラファングルコシノレート（＝SGS）」**というかたちで含まれています。

では、どのようにしてSGSがスルフォラファンになるのでしょうか？

それには、**「ミロシナーゼ」**という酵素《こうそ》が必要です。

ミロシナーゼは、SGSと同じく、ブロッコリーの細胞の中に含まれています。ところが、SGSとミロシナーゼは細胞の中の別の場所にいて、そのままでは出会うことができません。これでは、スルフォラファンは誕生しないのです。

両者が出会うには、細胞を切り刻んだり、すりつぶしたりする必要があります。

図6-1 スルフォラファンが作られるしくみ

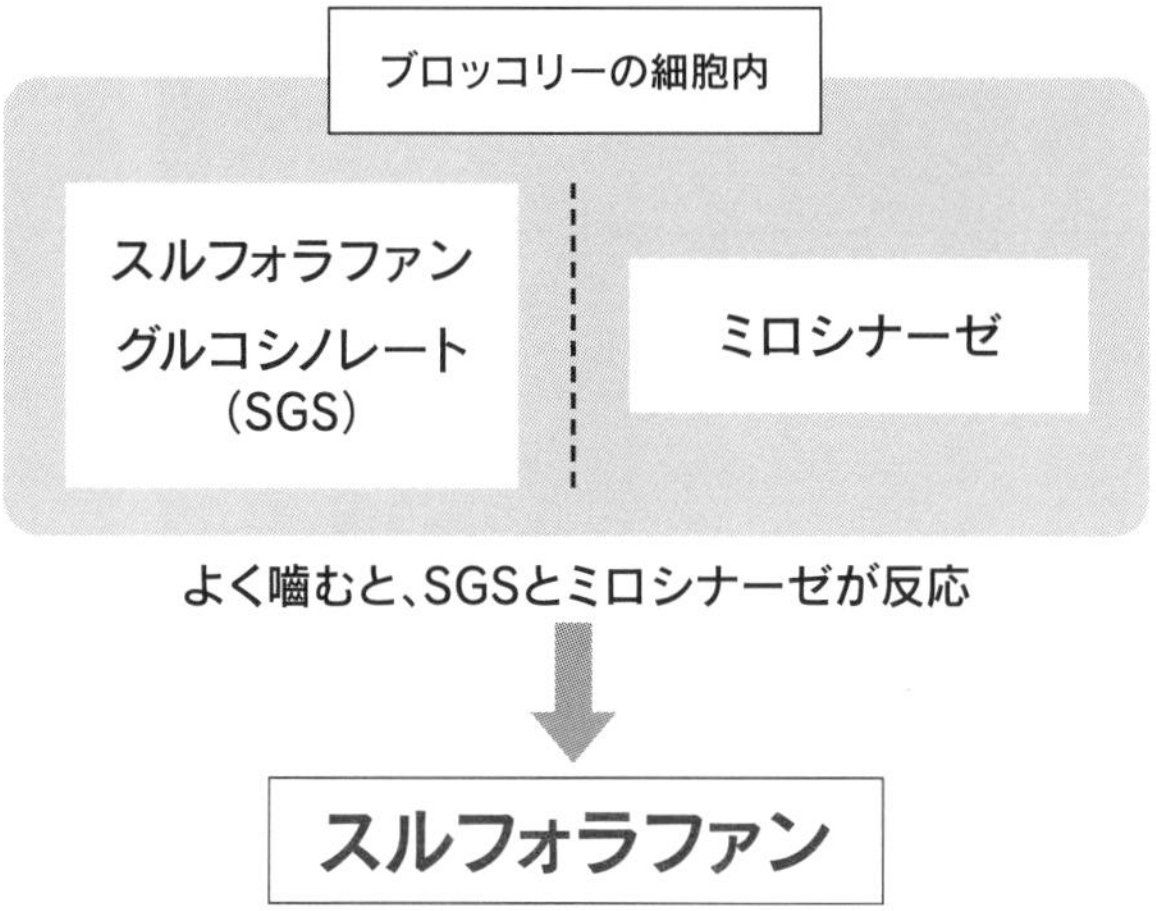

そうです。私たちがよく噛んでブロッコリーを食べれば、ミロシナーゼがSGSと出会って反応し、スルフォラファンに変身してくれるのです。

私たちがブロッコリーをよく噛んで食べることは、SGSとミロシナーゼがタッグを組むための大切な作業です。SGSが強いパワーをもった健康の味方スルフォラファンに変身して活躍するには、私たち自身が一役買っているということです。

このように**ブロッコリーをよく噛んで食べるほど、スルフォラファンの力を十分に発揮させる**ことができるのです。

スルフォラファンは、第3章で述べたように、大根やワサビ、キャベツ、カブなどアブラナ科の野菜だけに含まれる「イソチオシアネート」というイオウ化合物です。イソチオシアネートは、アブラナ科の野菜特有の辛味《からみ》のもととなる成分です。大根おろしやワサビを食べると、ツーンときます。それは、以上のような反応が口の中で起こっているからです。

◉効率よく摂るには、生で食べるのがおすすめ

ブロッコリースプラウトは加熱する料理にも使うことができますが、スルフォラファンの吸収率は下がります。SGS（スルフォラファングルコシノレート）は熱に強いのですが、ミロシナーゼは熱に弱い性質があり、60℃で活性が失われてしまうからです。

ですから、**ブロッコリースプラウトを加熱して食べると、SGSからスルフォラファンに変化しない**ことになります。

ただし、加熱してミロシナーゼが壊れてしまっても、小腸に存在する腸内細菌がもつ酵素がミロシナーゼと同じような働きをするので、SGSの一部がスルフォラファンに変わり、体内に吸収されることが確認されています。

したがって、効率よくスルフォラファンを摂取したいなら、やはり「生のまま、よく噛んで食べる」のがおすすめです。

すなわち、生でブロッコリーを食べてスルフォラファンを摂《と》るよりも、ブロッコリースプラウトを食べるほうが効率的だということです（176ページ：「成熟ブロッコリーとブロッコリースプラウトのスルフォラファン量の比較」のグラフ参照）。

◉生で食べるときに注意すべきこととは？

このように、生で食べるのがおすすめのブロッコリースプラウトですが、食べ方で注意しておきたい点があります。

スルフォラファンには揮発《きはつ》しやすい（常温で蒸発しやすい）性質があります。そのため、作り置きすることはおすすめできません。**スムージーであれば、作ってすぐ飲む**ことです。そうしないと、せっかくのスルフォラファンが摂れなくなってしまうのです。

スルフォラファンを高濃度で含むものを選ぼう

◉「ブラシカマークつき・発芽3日目」が最も効果大

スルフォラファンをしっかり摂取するには、やはり高濃度にスルフォラファンを含んでいるブロッコリースプラウトを選ぶようにしましょう。

第3章で紹介した「ブラシカマーク」（68ページ参照）は、高濃度のスルフォラファンを含んでいることの証《あか》しです。スーパーマーケットなどでブロッコリースプラウトを購入するときには、必ず「ブラシカマークつきのもの」を選んでいただきたいと思います。

食べる量に決まりはありませんが、ブラシカマークつきのもので、発芽3日目のもやしタイプなら、**1週間に50グラム食べること**を目安にしましょう。**継続して毎日摂るなら1日20グラム前後を摂りましょう**。

カイワレタイプのブロッコリースプラウトなら、1日半パックほど食べてください。

◉毎日摂らないと、効果は期待できない？

第4章でも説明したように、スルフォラファンの効果は、体の中に取り入れてから72時間以上も続きます。

スルフォラファンそのものの効力はすぐに消えますが、スルフォラファンによって働きが活発になった酵素の濃度は3日以上も保たれ、「触媒《しょくばい》」として、そのあいだずっと強い抗酸化作用や解毒作用を発揮してくれるのです。

ですから、最低限の効果を期待するなら、毎日ブロッコリースプラウトを摂らなくても、2〜3日に1度食べれば、効果を維持することができるのです。

◉たくさん食べても、安全性に問題はない？

タラレー博士は、ブロッコリースプラウトの長所として次の３つをあげています。

①特定の品種を選ぶと、ブロッコリースプラウトのスルフォラファン量は一定している
②少しのブロッコリースプラウトでも、大量の成熟したブロッコリーと同じ効力を期待できる
③毒性の可能性がある化合物を含んでいない

③については、摂り過ぎによって生じる問題が関わってきます。どんなに優《すぐ》れた食品でも、偏《かたよ》って大量に摂り続けると、有効成分の効力を上回る障害が出てくることがあります。実は成熟したブロッコリーには、甲状腺《こうじょうせん》肥大を引き起こすおそれがある「ゴイトリン」という物質が含まれています。

また、含有《がんゆう》物質の１つであるインドールには、インドール酢酸《さくさん》のように発がん物質を体の外に排出する働きをもつものがあるいっぽうで、インドールグルコシノレートのように、それ自体が発がん物質とみなされる危険なものもあります。

極端な食べ方をしない限り、とくに問題はないと思われますが、成熟したブロッコリー

を食べるときには、この点に少し注意する必要があるでしょう。

タラレー博士が③をあげた意味は、ブロッコリースプラウトには、このような毒性のある物質がまったく含まれていないということです。

つまり、**ブロッコリースプラウトは安全性の面からも、優良な食品だといえる**のです。

◉サプリメントより「生のブロッコリースプラウト」がおすすめなワケ

最近では、健康維持や病気の予防のために、サプリメントを利用している方も多いと思います。

スルフォラファンのサプリメントも数多く登場しており、ドラッグストアなどでよく見かけるようになりました。

確かに、食事では十分に摂りきれない有効成分をサプリメントで補《おぎな》うのも悪くはありません。商品の科学的根拠や安全性などの情報を企業の責任で消費者庁に届け出ている「機能性表示食品」のサプリメントは、基本的な安全事項をクリアしているので、試してみるのもいいでしょう。

しかし、スルフォラファンのサプリメントに含まれているのは、SGS（スルフォラファングルコシノレート）で、一部が小腸でスルフォラファンに変わるものの、十分に摂れているかはわかりません。

スルフォラファンをしっかり摂るなら、やはり生のブロッコリースプラウトをおすすめします。少量で効果が期待できますし、1週間に50グラムずつ食べ続けたとしても、費用はさほどかからずに済みます。

●豊富な栄養素がバランスよく含まれているのも魅力

スルフォラファンを発見したタラレー博士は、生の野菜を摂ることの意義を次のように話しています。

「野菜には、まだ発見されていない有効な成分が数多く含まれています。それらの成分やスルフォラファンをすべて取り入れることによって、複合的に体によい影響を与えてくれると考えられます。ですから、できるだけ加工していないフレッシュな野菜を丸ごと取り入れることをおすすめします」

実際、ブロッコリースプラウトには、各種の栄養成分がバランスよく豊富に含まれているのです。

図6-2 ブロッコリースプラウトと成熟ブロッコリーの成分比較

	エネルギー kcal	水分 g	タンパク質 g	脂質 g	炭水化物 g	灰分 g	ミネラル ナトリウム mg	カリウム mg	カルシウム mg	マグネシウム mg	リン mg	鉄 mg	亜鉛 mg	銅 mg
ブロッコリー（生）	37	86.2	5.4	0.6	6.6	1.2	7	460	50	29	110	1.3	0.8	0.1
ブロッコリー（ゆで）	30	89.9	3.9	0.4	5.2	0.6	5	210	41	17	74	0.9	0.4	0.06
ブロッコリースプラウト	18	94.3	1.9	1.9	2.6	0.5	4	100	57	32	60	0.7	0.4	0.03

	ビタミン											食物繊維		
	ビタミンA													
	β-カロテン μg	レチノール当量 μg	ビタミンE mg	ビタミンK μg	ビタミンB_1 mg	ビタミンB_2 mg	ナイアシン mg	ビタミンB_6 mg	葉酸 μg	パントテン酸 mg	ビタミンC mg	水溶性 g	脂溶性 g	総量 g
ブロッコリー（生）	900	75	3	210	0.17	0.23	1	0.3	220	1.42	140	0.9	4.3	5.1
ブロッコリー（ゆで）	830	69	2.7	190	0.06	0.09	0.4	0.14	120	0.74	55	1.0	3.3	4.3
ブロッコリースプラウト	1,400	120	1.9	150	0.08	0.11	1.3	0.2	74	0.52	64	0.3	1.5	1.8

＊100g中。「日本標準食品成分表」（八訂）より抜粋

上の表（図6-2）は、成熟したブロッコリー（生、ゆで）とブロッコリースプラウトに含まれている成分を比較したものです。

●なぜ、ブロッコリーは「野菜の王様」だと言える？

ブロッコリーは、スルフォラファンが発見されたことによって、大いに注目されるようになりました。

しかし、ブロッコリーはもともと「栄養という宝石でできた冠（Crown of Jewel Nutrition）」と呼ばれるほど、栄養が豊富な

図6-3 ブロッコリースプラウト及びブロッコリーと他の野菜の栄養素比較

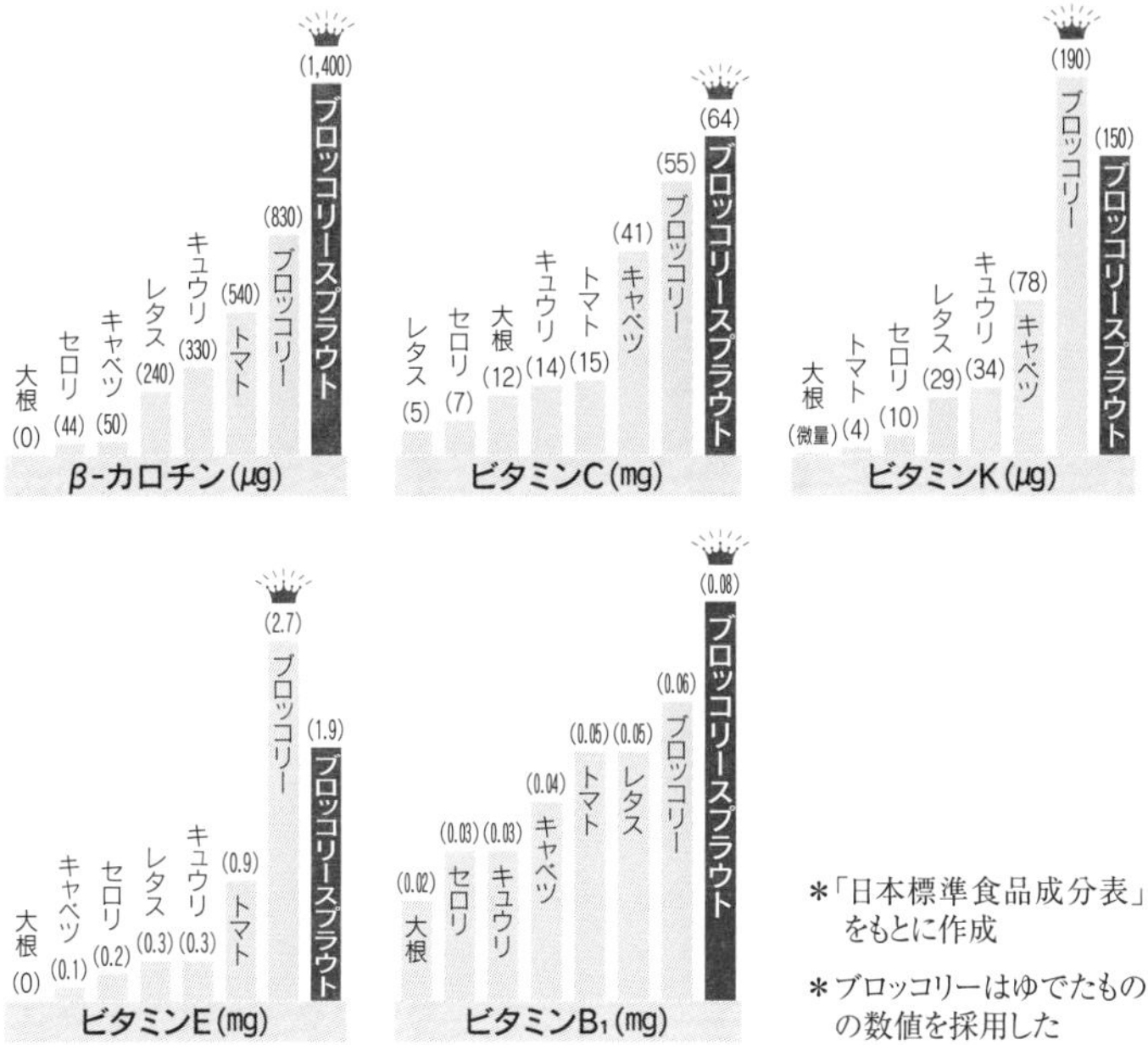

*「日本標準食品成分表」をもとに作成

*ブロッコリーはゆでたものの数値を採用した

野菜として高く評価されてきたのです。

上のグラフ（図6-3）からもわかるように、ブロッコリーの栄養素はサラダに使われるほかの野菜と比較しても、栄養素の種類や含まれている量、そしてバランスのよさは群を抜いています。

たとえば、がんや生活習慣病の予防に効果的なβ-カロチンなどのカロチン類はトマトの約2倍、抗酸化作用に優れているビタミンCは、レモンやピーマンの約2倍、同じ作用をもつビタミンEはニンジンの5倍、さらに免疫力を強化するビタミンB群なども、まんべんなく含まれています。

また、ゆでたものよりも生のほうが栄養価は高く、日本ではゆでて食べるのが一般的ですが、海外では生のままサラダなどにして食べられています。

くり返しになりますが、ミロシナーゼが失活《しっかつ》し、せっかくのスルフォラファンが摂れなくなるばかりでなく、ゆでることで栄養価は下がります。**二重の意味で、日本人はもったいないブロッコリーの食べ方をしている**といえるでしょう。

このように、ブロッコリーも十分にすごいのですが、**それを上回るパワーを秘めているのが発芽したてのスプラウト**です。


◉ブロッコリースプラウトの栄養価が高い理由

スプラウトの栄養価が高いワケは、発芽のメカニズムにあります。

ふつう植物は、新芽となって伸びていくときに最も大きな成長パワーを発揮し、それに使うエネルギーもかなりの量になります。ブロッコリースプラウトの場合も、成長に必要なあらゆる栄養成分や活力成分を、このときにギュッと詰め込んでいるといえます。新陳代謝も、最も活発な状態といえます。

種子は乾燥した状態では発芽しませんが、水（湿気）や光などの条件がそろうと、深い眠りから目覚めてむっくりと起き上がります。このとき、胚乳《はいにゅう》に蓄《たくわ》えられた栄養分を使って発芽が進行していきます。

水と光を得て新陳代謝が活発になった種子は、いったん発芽しはじめると、発芽前の5〜6倍もの水分を吸収し、1つひとつの細胞が大きくふくらみます。そして、組織を発達させ、外皮を通してさかんに呼吸するようになります。

このあいだに、胚芽《はいが》では成長を促進させる植物ホルモンが合成され、同時に種子の新陳代謝をうながすためのさまざまな酵素が生成されます。

この植物ホルモンと酵素の働きによって、小さな芽も活発に細胞分裂をくり返して伸びていき、スプラウトとして成長していくのです。そのいっぽうで、水やミネラルなどの栄養分なども外から補給されていきます。

また、発芽から新芽になるときには、硬い種のときにはなかった栄養成分が新たに作り出されるだけでなく、もともと含まれていた成分の量も増えていきます。

これまでにおこなわれた研究では、種の状態よりも**ビタミンB2が60%以上、ビタミンEが110%以上も増える**ことが明らかになっています。タンパク質や酵素などのほか、カルシウムや鉄分などのミネラルも、種類や量が増えることがわかっています。

1日に必要な栄養成分を成熟したブロッコリーから摂ろうと思えば、お皿に山盛りになるくらい食べる必要があります。しかし、**スプラウトなら少しの量で十分です**。「**少ない量で効率よく、効果的に栄養を補給できる**」のが魅力なのです。

このように、**ブロッコリーに含まれる本来の栄養素を余すところなく摂るには、ブロッコリースプラウトで摂ることが理想的だ**ということがおわかりいただけたと思います。

さらに、ブロッコリースプラウトには、スルフォラファン、ビタミン類やミネラル類以外にも、大切な役割を果たす成分が含まれています。主なものは以下のようになります。

・**ポリフェノール**…多くの植物に含まれる苦味《にがみ》や色素の成分。抗酸化作用が強い
・**インドール**…生命活動を支えるホルモンとしての役割がある
・**ステロール**…脂肪酸のこと。植物性ステロールには発がんを抑える効果がある
・**クロロフィル**…葉緑素《ようりょくそ》のこと。クロロフィルから作られるクロロフィリンには、腸の中で有害物質を吸着《きゅうちゃく》して体の外に排出する働きがある
・**グルタチオン**…グルタチオンペルオキシダーゼという酵素の働きを助ける役割がある

こうした成分も摂れるブロッコリースプラウトは、まさに〝最強の健康野菜〟だといえるでしょう。図6-4でブロッコリーとブロッコリースプラウトに含まれる有効成分を整理します。

図6-4 ブロッコリー及びブロッコリースプラウトに含まれる主な有効成分

ビタミン		成分名	主な作用	1日の推奨量／目安量／目標量(30〜49歳男女)※	含有量(100g中) ブロッコリー(ゆで)	含有量(100g中) スプラウト	欠乏症
脂溶性		ビタミンA(レチノール活性当量)	皮膚や粘膜を丈夫にする、網膜の色素成分、発育促進、免疫力の強化、抗酸化作用	男900μg、女700μg	69μg	120μg	皮膚・粘膜の乾燥、夜盲症(鳥目)、結膜炎
		ビタミンE	抗酸化作用、老化防止、筋肉・生殖機能の保持	男6mg 女5.5mg	2.7mg	1.9mg	血行不良、過酸化脂質の発生、不妊症
		ビタミンK	血液を凝固させる物質を生成、カルシウムの吸収促進	150μg	190μg	150μg	出血
水溶性		ビタミンB_1	糖質の代謝を促進、神経系機能の保持	男1.4mg 女1.1mg	0.06mg	0.08mg	脚気、神経マヒ、むくみ、脱力感、食欲不振、心不全
		ビタミンB_2	抗酸化作用、皮膚や粘膜・目の健康保持、成長促進作用	男1.6mg 女1.2mg	0.09mg	0.11mg	目の異常(ただれ)、口内炎
		ビタミンB_6	タンパク質や脂質の代謝促進、神経伝達物質の合成、免疫機能の改善	男1.4mg 女1.1mg	0.14mg	0.2mg	皮膚炎、口内炎、舌炎、脂肪肝、神経過敏、生理不順
		ビタミンC	抗酸化作用、コラーゲンの生成促進、免疫力の強化	100mg	55mg	64mg	壊血病、関節痛、皮下出血、発育不良、骨の形成不全

*「日本人の食事摂取基準」(2020年版)／「日本標準食品成分表」(八訂)より作成

分類		成分名	主な作用	1日の推奨量／目安量／目標量（30〜49歳男女）※	含有量（100g中） ブロッコリー（ゆで）	含有量（100g中） スプラウト	欠乏症
ビタミン	水溶性	ナイアシン	脳や神経・胃腸の働きを正常に保つ、コレステロール低減	男15mg 女12mg ※ナイアシン当量	0.4mg	1.5mg	神経障害、皮膚炎、ペラグラ（手足の甲に紅斑）
		パントテン酸	糖質やタンパク質の代謝促進、脂肪酸の活性化	5mg	0.74mg	0.52mg	低血糖症、消化性潰瘍
		葉酸	タンパク質の代謝促進、貧血防止、整腸作用、抗腫瘍作用	240μg	120μg	74μg	口内炎、貧血、下痢、新生児の神経管欠損症（二分脊椎、無脳症）
ミネラル		カルシウム	骨や歯の形成、心臓・筋肉・神経の機能を調整	男750mg 女650mg	41mg	57mg	成長障害、骨粗鬆症、骨折しやすい、神経過敏
		マグネシウム	糖質・タンパク質の代謝促進、カルシウムやカリウムの作用を調整、神経の興奮を抑える	男370mg 女290mg	17mg	32mg	骨の形成不全
		鉄	赤血球の色素成分（ヘモグロビン）の材料、筋肉・肝臓の機能保持	男7.5mg 女6.5mg	0.9mg	0.7mg	貧血、疲労感

ミネラル	**銅**	赤血球の色素成分の合成材料、鉄分の吸収促進、コレステロールの排出ミネラル	男0・9mg 女0・7mg	0・06mg	0・03mg	貧血、毛髪・皮膚の色素異常
	ナトリウム	細胞や組織の働きを調整、体内の水分バランスを調整	男7・5g未満 女6・5g未満 ※食塩相当量	5mg	4mg	めまい、失神、脱力、倦怠感
	カリウム	細胞や組織の働きを調整、水分バランスを調整、ナトリウムの排泄、糖質の代謝促進	男2500mg 女2000mg	210mg	100mg	筋力の低下、腸・膀胱のマヒ、知覚鈍化、反射力低下
	マンガン	タンパク質の代謝を促進する酵素を形成、甲状腺ホルモンの生成、イライラを鎮静	男4・0mg 女3・5mg	0・2mg	0・37mg	めまい、記憶力低下、骨粗鬆症、高血糖（糖尿病）
	リン	骨の形成を助ける酵素の材料、カルシウムのバランスを調整、糖質の代謝促進	男1000mg 女800mg	74mg	60mg	骨がもろくなる、骨折しやすい
	亜鉛	糖質やタンパク質の代謝促進、ホルモンの合成、味覚・生殖器官などの発達に関与	男11mg 女8mg	0・4mg	0・4mg	成長障害、味覚異常、生殖機能の低下、血糖上昇
食物繊維		血糖・コレステロールを低減、腸内細菌（善玉菌）を増加、便通の改善	男21g以上 女18g以上	4・3g	1・8g	便秘、冷え性、大腸がん

※【推奨量】…特定の集団においてほとんどの人（97〜98％）が必要量を満たす量

【目安量】…特定の集団において不足状態を示す人がほとんどいない量。十分な科学的根拠が得られず、推奨量が設定できない場合に設定される

【目標量】…生活習慣病の発症および重症化予防のために現在の日本人が当面の目標とすべき量

栄養バランスのとれた食生活を心がけよう

◉ブロッコリースプラウトだけを食べればいいわけではない

ブロッコリースプラウトは、調理にほとんど手間がかかりません。そして、スルフォラファンを効果的に摂るには、生で食べるのが一番であることは、これまでに述べてきたとおりです。

ブロッコリースプラウトは優れた健康効果がある〝奇跡の野菜〟ですが、**それだけを食べればいいオールマイティーな野菜ではありません**。

健康効果のある成分や食品が注目されると、そればかりを食べ続けるという話をよく聞きます。しかし、「ばかり食べ」ではけっして健康にはなれません。かえって、健康を損ねることにもつながりかねないのです。偏りのない食生活を送ることが、病気を予防するための基本です。

ブロッコリースプラウトは優れた食品ですが、含まれていない成分も少なからずあります。ほかの野菜や食材も摂るなど、栄養のバランスを考えた食生活を心がけましょう。

ゆでたブロッコリーのスルフォラファンを補う裏ワザ

本書では、ミロシナーゼという酵素が60℃前後で失活するので、ゆでたブロッコリーを噛んでも、口の中ではスルフォラファンはできないと説明しました。これは事実ですが、実は、外からミロシナーゼを補《おぎな》う方法があります。

同じアブラナ科の大根にもミロシナーゼが含まれています。ですから、ゆでたブロッコリーに大根おろしをかけて一緒に食べる（しかも、よく噛む）と、生のブロッコリーのように口の中でスルフォラファンを発生させることができます。

また、熱加工していないマスタードや和がらしにも、ミロシナーゼが含まれています。ぜひ、「ゆでたブロッコリーのからしあえ」にも挑戦してみてください。

第6章のまとめ

・ブロッコリースプラウトに含まれているSGS（スルフォラファングルコシノレート）がミロシナーゼという酵素と混じり合って、はじめてスルフォラファンができる
・ミロシナーゼは熱に弱いので、ブロッコリーは生で食べるのがおすすめ
・スルフォラファンは揮発《きはつ》性なので「作り置き」は、おすすめしない
・ブロッコリースプラウトには、スルフォラファン以外にも多くの栄養素が含まれている

第7章

スルフォラファンを摂るなら「朝がいい」理由

「朝、食べる」習慣をつければ効果は絶大！

◉健康づくりは「朝昼晩の三食」から

みなさんは、しっかりと朝食を摂《と》っているでしょうか。朝は時間がないので、コーヒーだけで済ませているという方も多いのではないでしょうか。

健康づくりを意識するなら、朝食を抜くのはとても残念な選択です。というのは、**朝食を抜くことによって肥満のリスクが高まる**からです。

朝食を抜くと、昼食時や夕食時に食欲が高まり、昼食や夕食のカロリーが多くなりがちです。とくに夕食のカロリーが多くなると、睡眠中は代謝《たいしゃ》が低下し、エネルギー消費が少なくなります。その結果、余ったカロリーは脂肪として蓄《たくわ》えられ、肥満の原因になります。いわゆるメタボリックシンドロームの危険因子になるのです。

肥満が進むと、肥満細胞から炎症性サイトカインが放出され、慢性炎症をもたらすことになります。慢性炎症の恐ろしさは、第1章で述べたとおりです。

また、**朝食を抜くと、昼の活動量が低くなる傾向**になります。とくに脳はブドウ糖をエネルギー源にしていますが、朝食抜きではエネルギー不足でうまく働かなくなります。

◉朝食に取り入れるだけで、うれしい効果いろいろ！

ブロッコリースプラウトを摂るなら、朝がおすすめである理由は次の3つです。

①昼の活動で活性酸素が増える前に、活性酸素対策としてスルフォラファンを摂ることができる

②ブロッコリースプラウトの食物繊維《せんい》は、腸内細菌の活動が活発になる朝に「餌《えさ》」となる

③スルフォラファンを取り入れた生活を習慣化するには、朝食に摂ったほうがよい

①の昼に活性酸素が増えるのは、体を動かすだけでなく、**体の代謝も昼にさかんになるので、その分、活性酸素が発生する**ことになるからです。

活性酸素は、ストレスによっても増えます。仕事も含めて昼の活動中にストレスを受け、活性酸素の危険にさらされる前に、抗酸化酵素《こうそ》のスイッチを入れる必要があります。**1日の始まりにブロッコリースプラウトを摂ることで、朝から抗酸化酵素のスイッチを入れることができる**わけです。

ブロッコリースプラウトには、スルフォラファン以外にも、カロテノイドやビタミンC

などの抗酸化物質が豊富に含まれているので、昼間の活性酸素対策のために、朝に摂るのは理にかなっているといえます。

②の腸内細菌の「餌」になるというのは、どういうことでしょうか？

小腸や大腸に棲《す》みついている腸内細菌は、私たちの体にとって有益なさまざまな物質を作り出していることが最近の研究でわかってきました。

とくに「善玉《ぜんだま》細菌」と呼ばれるものは、免疫力を高める物質や自律神経を整えてストレスから体を守る物質を出していることが判明しています。食物繊維は、腸内細菌にとってはかっこうの食べ物となります。

ブロッコリースプラウトは植物ですから、食物繊維が含まれています。いっぽう、腸は睡眠中、活動を休止するようになっています。**朝から昼の「腸が活動しているとき」に餌となる植物繊維が運ばれてくることで、腸内細菌は効率よく餌を食べ、活動することができます**。

こうして私たちは、善玉細菌による恩恵を受けることができるのです。

③の習慣化とは、朝食のメニューに毎日の習慣として取り入れていただきたい、という

意味です。スルフォラファンの効果は体の中で3日間続くので、3日に1回摂れば十分という考え方もできます。

しかし、3日に1回にすると、買い忘れたり、食べない日のメニューを考えなければならないなど、なかなか習慣化できないものです。

ブロッコリースプラウトでスルフォラファンを毎日摂っても、摂り過ぎになったり、多く摂ったからといって害になることはありません。

「朝、必ずヨーグルトを食べるようにしている」「朝食には納豆が欠かせない」という人も多いと思います。それと同じように、ブロッコリースプラウトを朝食の定番メニューにしてしまえば、スルフォラファンを摂り忘れることもなくなります。

昼食・夕食のメニューは、同じものを続けて食べることは避けたいものですが、朝食なら毎日同じもの、たとえば、納豆が好きなら毎朝食べても苦にならないでしょう。むしろ、納豆が朝食にないと落ち着かない気分になったりします。

忙しい朝の食事は、メニューを定番化している方がむしろ多いと思います。体によいものを習慣として摂るならば、毎日の朝食メニューに組み込んだほうが継続しやすいですし、結果的に健康を維持する近道ともいえるのではないでしょうか。

図7-1 成熟ブロッコリーとブロッコリースプラウトの100gあたり栄養素の比較

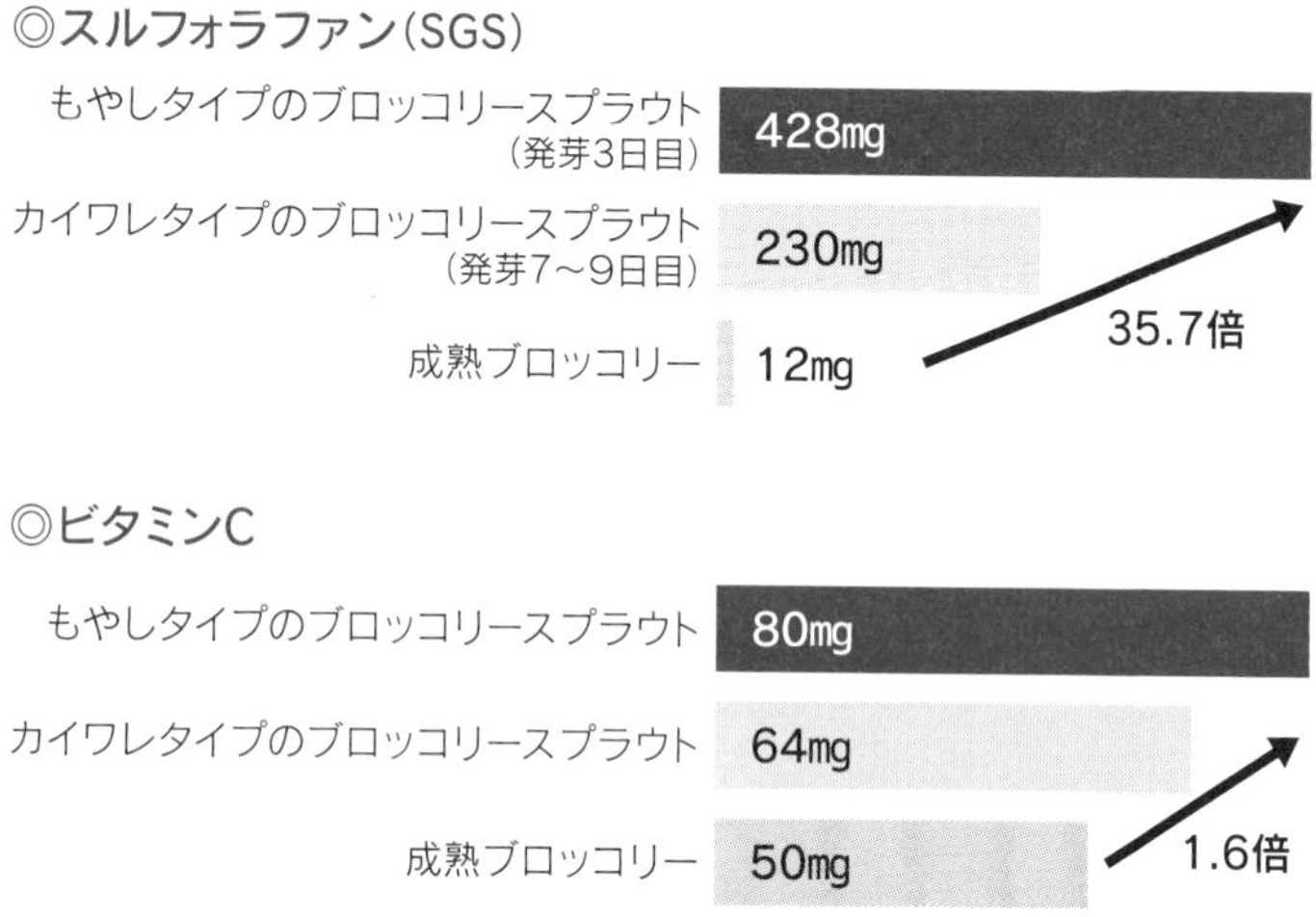

＊もやしタイプブロッコリースプラウト、カイワレタイプブロッコリースプラウトは、米国BPP社認定の種子・栽培方法のもの（日本食品成分表、日本食品分析センター、米国BPP社調べ）

◉1日にどれくらいの量を食べるのが理想？

食べる量に決まりはありませんが、発芽3日目のもやしタイプのブロッコリースプラウトなら1日20グラム前後、カイワレタイプなら1日半パックをメドに食べるのがよいでしょう。

ブロッコリースプラウトには、品種によってはスルフォラファンがほとんど含まれていないものもあるので、パッケージに表示されたスルフォラファン（正確にはSGS＝スルフォラファングルコシノレート）の量を確認して購入するようにしましょう。

スルフォラファンの量は、23ミリグラム〜80ミリグラムをメドに食べるようにしてください。

◉定番メニュー化するなら、調理法はシンプルに

せっかく朝の定番メニューにしたのに「めんどうな」食べ方で摂ろうとすると長続きしません。

納豆やヨーグルトでも、毎朝食べている人は、意外とシンプルな食べ方をしています。納豆であれば、付属のタレやからしをつけて食べるか、生たまごやネギなどの薬味をせいぜい足すくらい、という人が大半でしょう。

ヨーグルトなら、好みのジャムやブルーベリーソース、ハチミツなどをトッピングするくらいではないでしょうか。

ブロッコリースプラウトにも、1つか2つを加えるだけにします。具体的には、オリーブオイルやお好みのドレッシングをさっとかけたりして食べるとよいでしょう。ブロッコリースプラウトには、イオウ化合物特有のツーンとした辛味がありますから、それを抑えるためには、マヨネーズやゴマドレッシングなどもおすすめです。パン食の場合は、マヨネーズやドレッシングをかけて、サンドウィッチにして食べるのもよいでしょう。

朝食の習慣になるのは、次の条件を満《み》たしている場合がほとんどではないでしょうか。

①組み合わせの食材にこだわらない
②時間がかからない
③簡単にできる

何かとあわただしい朝ですから、冷蔵庫から出して10～15秒後には、食べられる状態になっているのが理想です。カイワレタイプのブロッコリースプラウトなら、さっと水洗いしてキッチンバサミで切り、何かをさっとかけるぐらいの手間で済みます。これだけでも、朝のサラダとしては十分な栄養を備《そな》えています。

発芽3日くらいの、もやしタイプのブロッコリースプラウトの場合は、工場出荷時にすでに水洗いしているものもあります。その場合は、そのまま食べることもできます。時折、小さくて黒いブロッコリーの種殻《たねがら》が混じっていることがありますが、害はないので、そのまま食べてもかまいません。気になる人は、さっと水洗いするとよいでしょう。

また、もやしタイプのスプラウトには黄色い葉が混じることがありますが、これは枯れたりしたものではなく、葉が緑に変わる前のものです。スルフォラファンをはじめとする栄養価にはまったく問題ありません。

◉美味しい食べ方&かんたんレシピ

先にあげた、朝食を習慣化させる3つの条件を満たすレシピを中心に紹介します。

ブロッコリースプラウトにマヨネーズ

ブロッコリースプラウトのツーンとくる辛味《からみ》が苦手という方におすすめです。マヨネーズを適量かけます。マヨネーズの油と適度な酸《す》っぱさが、ブロッコリースプラウトの辛味を抑えてくれます。

ブロッコリースプラウトに納豆

納豆に薬味代わりに、もやしタイプのブロッコリースプラウトを混ぜて食べます。納豆についているタレやしょうゆも一緒に混ぜます。カイワレタイプのブロッコリースプラウトの場合は、2~3センチの幅に切って使います。ブロッコリースプラウトがすりつぶされてスルフォラファンができるように、よく噛んで食べるようにしてください。

ブロッコリースプラウトにオリーブオイル

ブロッコリースプラウトにオリーブオイルをさっとかける食べ方もおすすめです。オリーブオイルに含まれるオレイン酸は、善玉コレステロールを増やし、悪玉《あくだま》コレステロールを減らす働きがあるとされています。オリーブオイルの代わりに、抗酸化作用が高いとされるエゴマオイルやアマニオイルを使う方法もあります。

ブロッコリースプラウトにバルサミコ酢

カロリーが気になる方は、マヨネーズやオリーブオイルの代わりに、バルサミコ酢をかけて食べるのもおすすめです。

バルサミコ酢に含まれる酢酸《さくさん》には、内臓脂肪を燃焼させる効果があります。カロリーを抑えて、脂肪を燃やしたい方には一石二鳥です。もちろん、スルフォラファンには褐色《かっしょく》脂肪細胞を増やし、脂肪を消費させる効果があるので、一石三鳥ともいえます。

ブロッコリースプラウトにドレッシング

お好みのドレッシングをさっとかけて食べる食べ方です。ごまの入ったドレッシングはごまの風味とブロッコリースプラウトの辛味がミックスされ、食べやすいという声を聞きます。

これらの食べ方は、そのままサラダのように食べても構いませんし、パンにはさんでサンドウィッチにして食べる方法もあります。

ほかに、スムージーにして摂る食べ方もあります。

ブロッコリースプラウトをスムージーにして

時間に余裕がある場合は、バナナやキウイフルーツ、りんごやオレンジ、牛乳や豆乳などを使ってスムージーにして摂るのもよいでしょう。

スムージーにするとブロッコリースプラウトの細胞が破壊され、ミロシナーゼとスルフォラファングレコシノレート（SGS）がうまく混ぜ合わさってスルフォラファンが作られます。ただし、スルフォラファンは揮発《きはつ》性なので時間をおかず、早めに摂ることがポイントになります。作り置きはNGです。


ここまで、朝食にブロッコリースプラウトを摂る方法を紹介してきました。

どうしても、夜や休日の昼食に、他の食材と合わせて料理して食べたいという方もいると思います。サラダの具材として食べてもらってもよいでしょう。次ページより、10品のおすすめレシピを紹介します。

Recipe 1

ごまの香りとスプラウトの食感がコラボ！

ブロッコリースプラウトとごまのおむすび

調理時間：５分　カロリー：175kcal　塩分：0.2g

（※カロリー、塩分の量はおむすび１個分〈100g〉。調理時間は米を炊く時間除く）

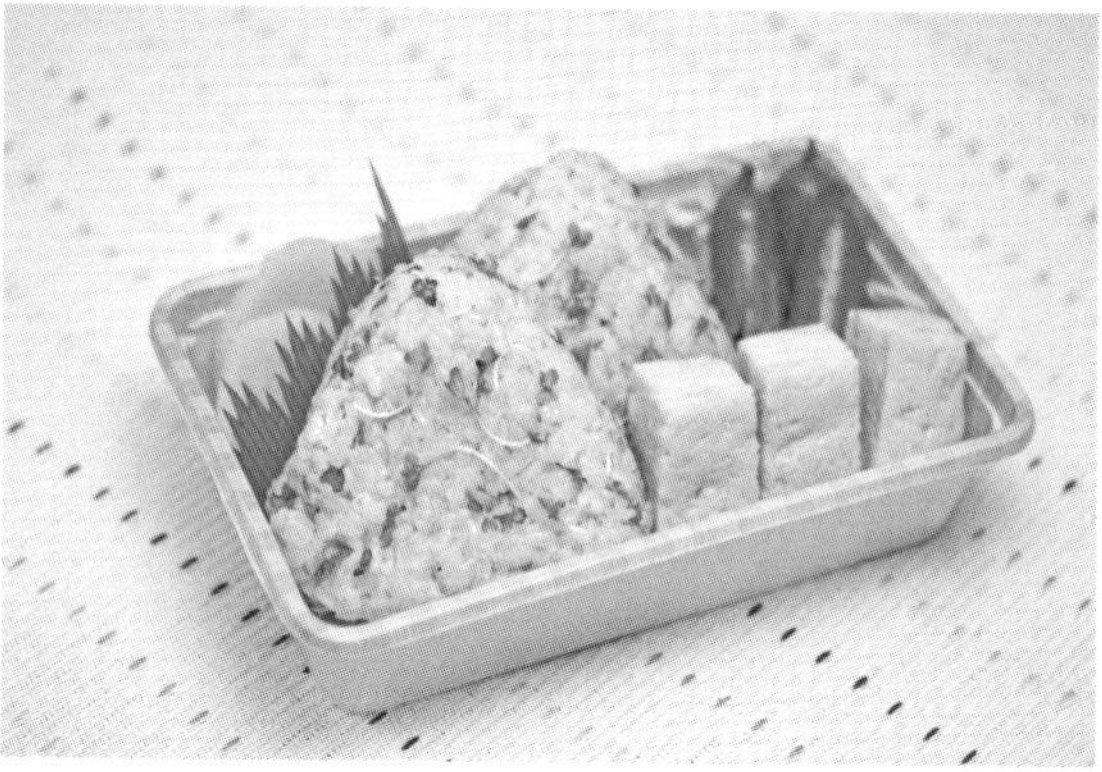

材料［約１合分］

もやしタイプのブロッコリースプラウト：15ｇ

ごはん：300 ～ 350ｇ

ごま油：大さじ１／２

塩：少々

白ごま：少々

作りかた

1　ごはんに細かく刻んだブロッコリースプラウトと、ごま油、塩、白ごまを混ぜる。

2　**1**を三角形のおむすびにする。

調理のポイント

塩、ごま、ブロッコリースプラウトの量はお好みで調整してください。炊きたてのごはんでつくるのがおすすめです。

Recipe 2 食物繊維たっぷり！

ブロッコリースプラウトときのこのナムル

調理時間：5分　カロリー：81kcal　塩分：0.9g（※カロリー、塩分の量は1人分）

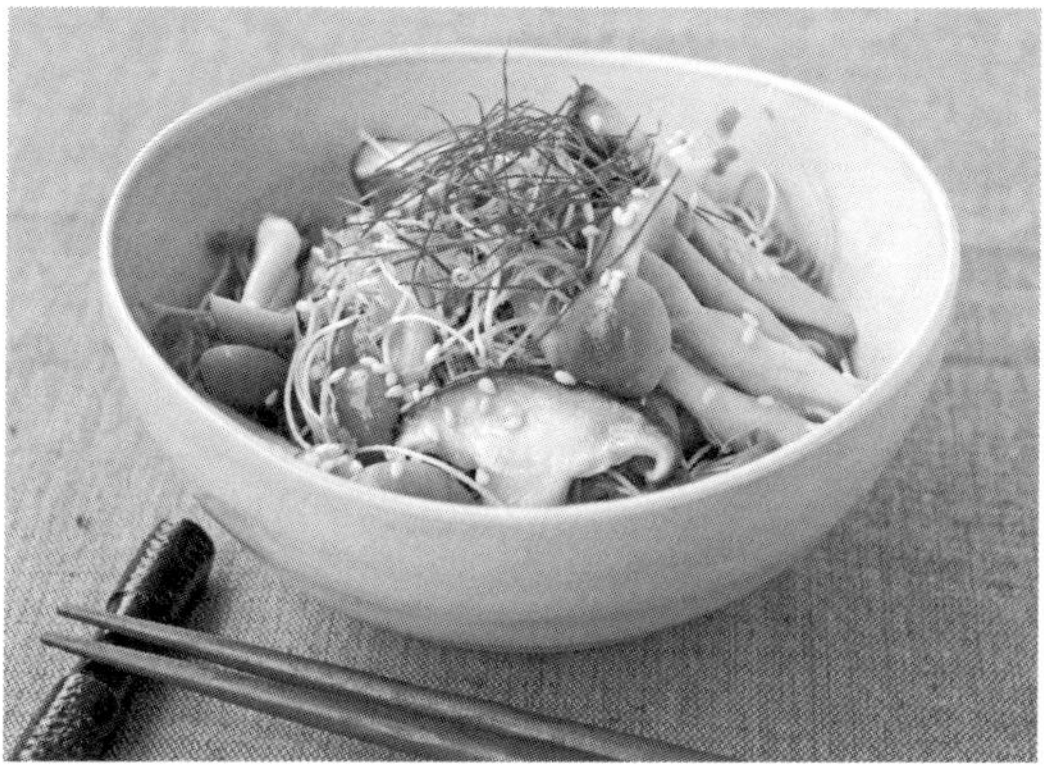

材料［2人分］

もやしタイプのブロッコリースプラウト：20g
きのこ：160g
（種類はお好みで）
白ごま：少々
唐辛子：適量（お好みで）

【A】

ごま油：大さじ1
しょうゆ：小さじ1
すりおろしたにんにく：小さじ1／3
塩：少々

作りかた

1　きのこ類は軸を取り除き、食べやすい大きさに切る（または手でさく）。

2　1を耐熱皿に入れラップをし、電子レンジで加熱（600W 2分）。ザルにあげあら熱を取り、軽く絞って水分を切る。

3　ボウルに【A】の材料を合わせて混ぜ、きのことブロッコリースプラウトを加えてあえ、白ごまをふる。お皿に盛りつけ、お好みで唐辛子をあしらう。

調理のポイント

きのこの重量は商品によって異なりますが、しめじやえのきだけは1パック100g前後。しいたけは1個10～15g程度です。

Recipe 3

オリーブオイル＆塩で新感覚の味に！

イタリアン納豆

調理時間：５分　カロリー：209 kcal　塩分：1.3g（※カロリー、塩分の量は１人分）

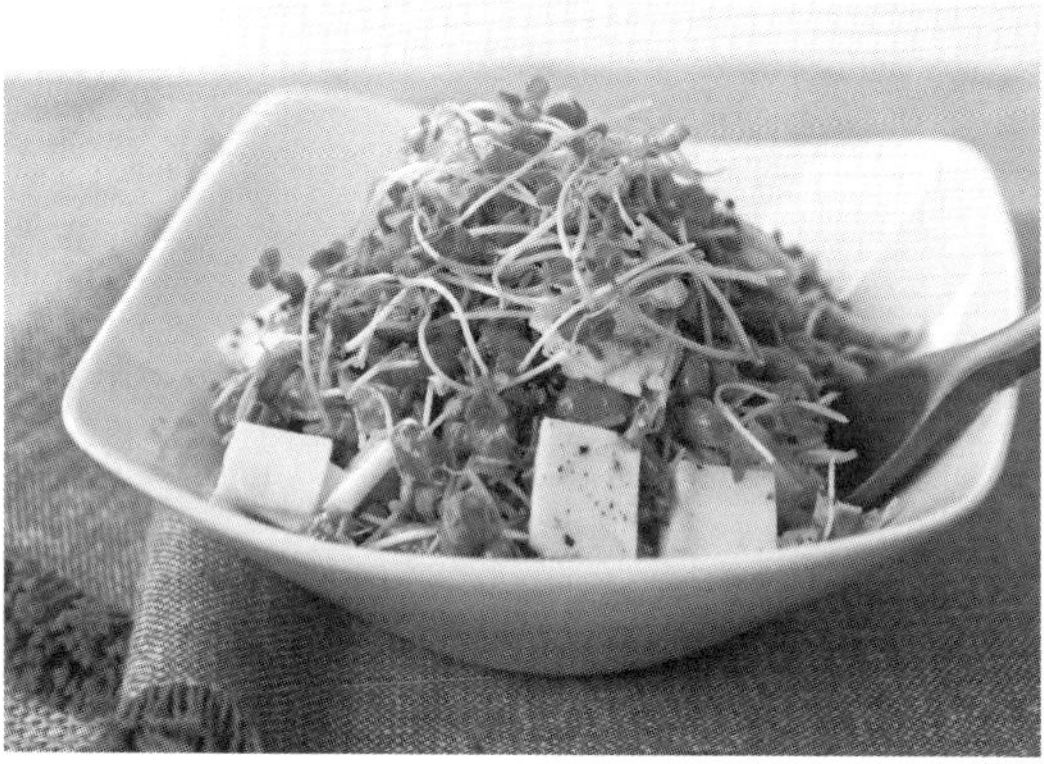

材料［１人分］

もやしタイプのブロッコリースプラウト：15g
納豆：１パック
オリーブオイル：小さじ１
プロセスチーズ：20g
オリーブオイル：小さじ２
塩：少々

作りかた

1　プロセスチーズは食べやすい大きさに切り、ブロッコリースプラウトは細かく刻む。

2　納豆は粘りがでるまでよく混ぜ、オリーブオイル、塩を加えてさらに混ぜる。１を加えてあえる。

調理のポイント

チーズは、納豆の粒と同じくらいか、少し大きめの角切りにすると食感がよくなります。

Recipe 4 シャキシャキ食感！の和風サラダ
ブロッコリースプラウトともずくの豆腐サラダ

調理時間：10分　カロリー：56kcal　塩分：0.7g（※カロリー、塩分の量は１人分。調理時間は豆腐の水切り時間除く）

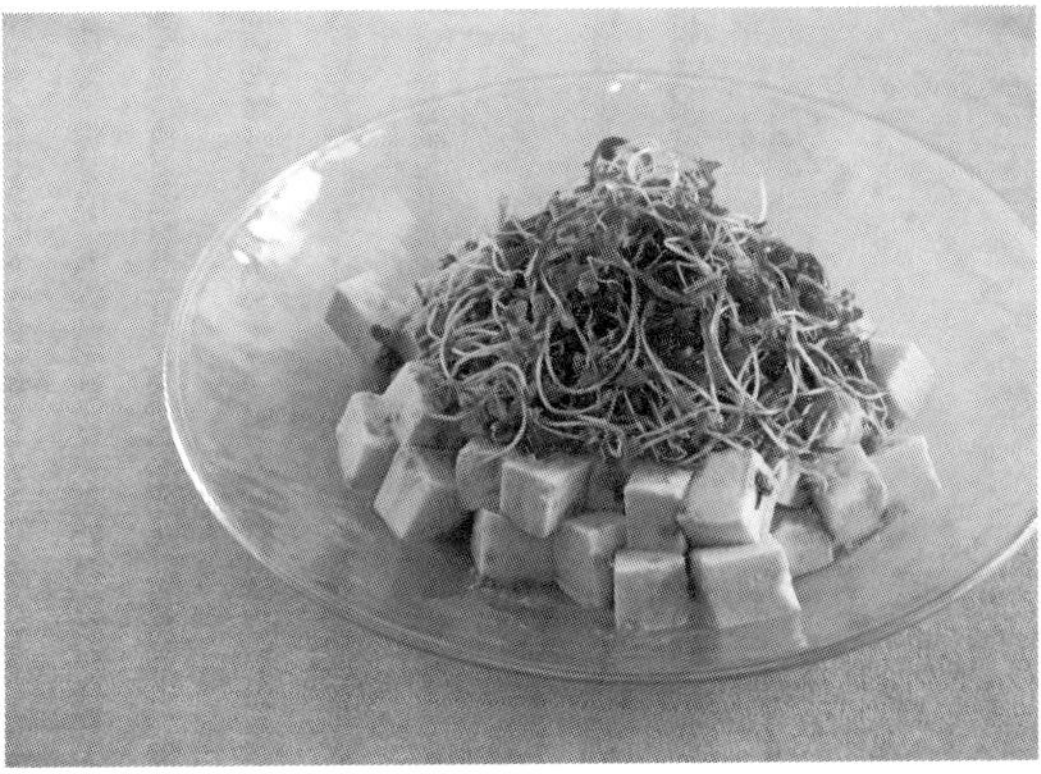

材料［４人分］

もやしタイプのブロッコリースプラウト：25g
絹ごし豆腐：１丁（300g）
もずく（生もずくなど、味のついていないもの）：120g

【A】

ポン酢しょうゆ：大さじ２
すりおろししょうが：小さじ１／２
ごま油：小さじ１／２

作りかた

1　豆腐はざるにあげて20分以上おき、しっかりと水を切る。一辺２～３cm程度のサイコロ状に切り、お皿に盛る。
2　ボウルに【A】を混ぜ合わせ、もずくとブロッコリースプラウトを加えてあえる。
3　１の豆腐に２をのせる。

調理のポイント

豆腐はしっかり水切りしてください。味が薄まることなく、美味しくいただけます。

Recipe 5

おうち呑みのメニューにいかが？

ブロッコリースプラウトのやみつき小鉢

調理時間：15分　カロリー：127kcal　塩分：0.5g（※カロリー、塩分の量は１人分）

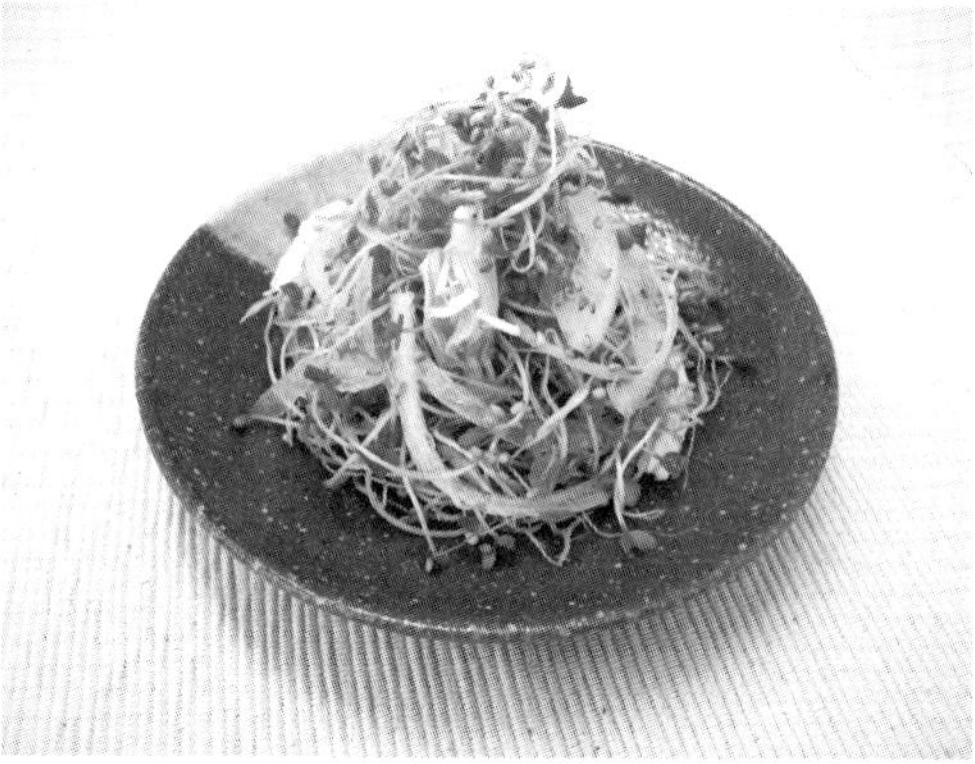

材料［２人分］

もやしタイプのブロッコリースプラウト：20ｇ
たまねぎ：中１／４個
鶏ささみ：１本（50ｇ）
酒：大さじ１

【A】
ごま：大さじ１
ごま油：大さじ１
すりおろしにんにく：小さじ１
塩：少々

作りかた

1　たまねぎはスライスして水にさらしたあと、水気を切る。
2　鶏ささみは、酒を振ってラップをし、電子レンジ（600Wで２分）で加熱し、手でさく。
3　ブロッコリースプラウトと**1**と**2**を合わせる。
4　**【A】**を合わせ、**3**にあえる

Recipe

6

切ってあえるだけ！お手軽サラダ

スプラウトのコールスロー

調理時間：５分　カロリー：104kcal　塩分：0.7g（※カロリー、塩分の量は１人分）

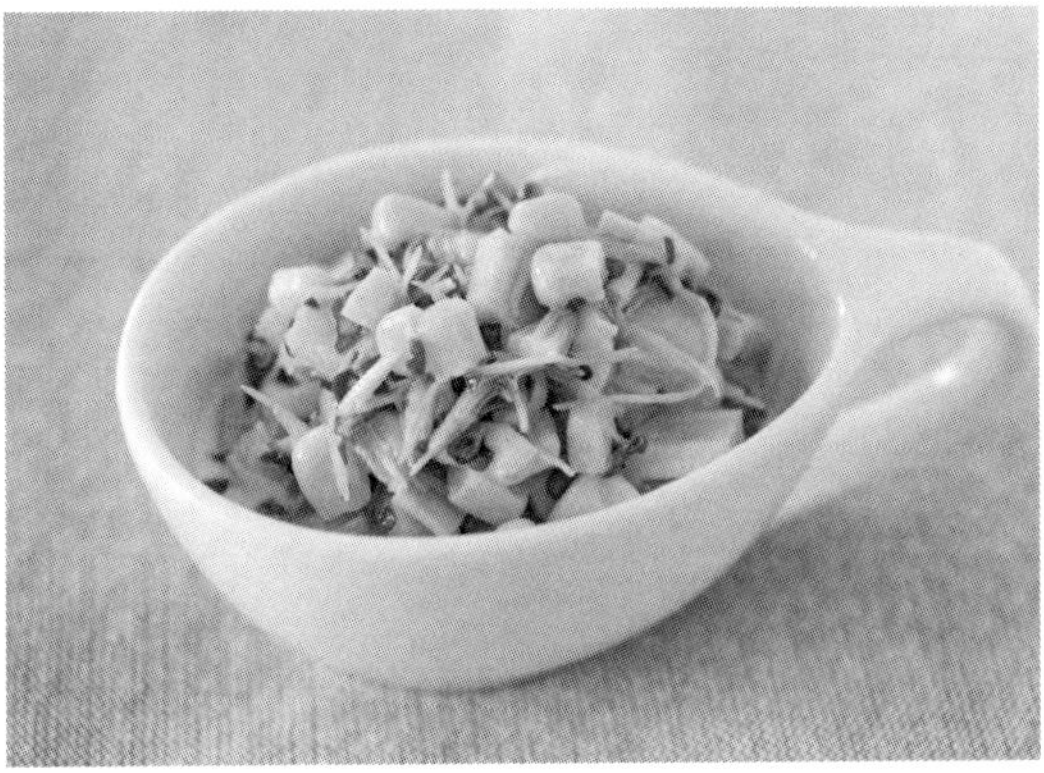

材料［２人分］

ブロッコリースプラウト：１パック（50ｇ）
ハム：４～５枚（40ｇ程度）
コーン（粒）：大さじ２

【A】
マヨネーズ：大さじ１
酢：小さじ１
こしょう：少々

作りかた

1　ブロッコリースプラウトは、洗って根を落とし、水気を切って１cm幅に刻む。ハムは１cm角に切る。

2　ボウルに【A】を混ぜ合わせ、コーン、1を加えてあえる。

Recipe 7 体にうれしい、さっぱり小鉢

ブロッコリースプラウトとわかめの酢の物

調理時間：5分　カロリー：74kcal　塩分：3.8g（※カロリー、塩分の量は1人分）

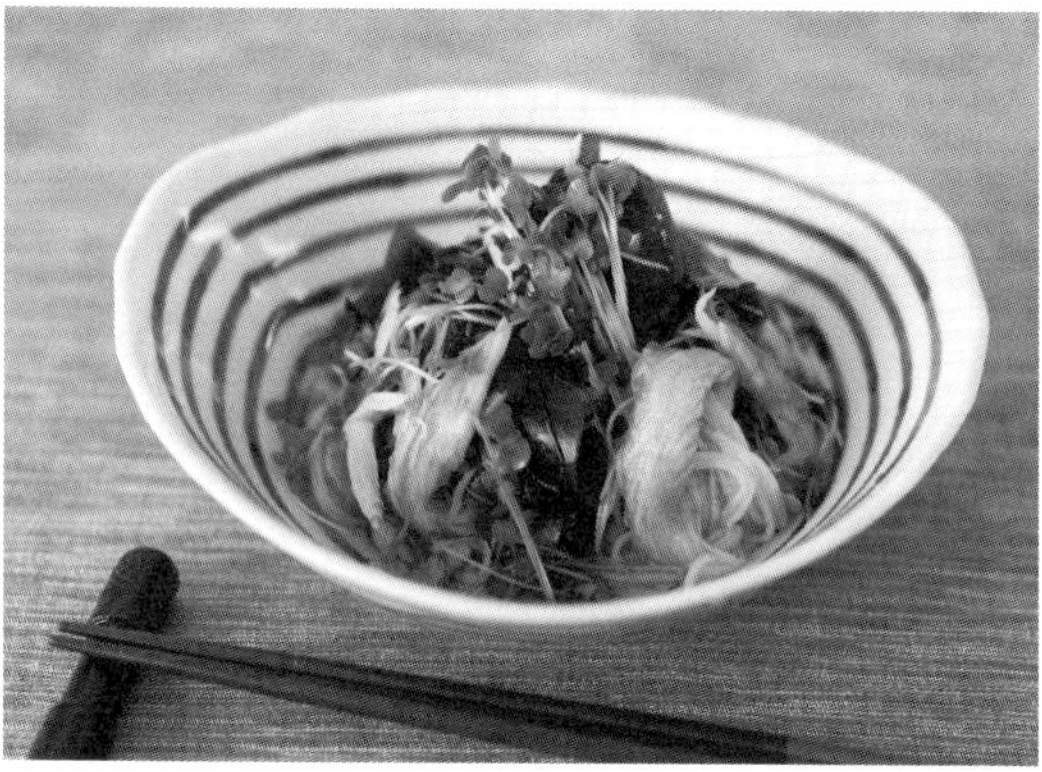

材料［2人分］

ブロッコリースプラウト：1パック（50g）
わかめ（戻したもの）：60g
かに風味のかまぼこ：40g

【A】
酢：大さじ2
しょうゆ（うすくち）：大さじ2
砂糖：大さじ1／2

作りかた

1　ブロッコリースプラウトは洗って水気を切り、根を落とす。わかめとかに風味のかまぼこは、食べやすい大きさに切っておく。

2　ボウルに【A】の材料を合わせて混ぜ、1を加えてあえる。

調理のポイント

塩蔵わかめを使う場合は、しっかりと塩抜きをしましょう。春先なら、新わかめ（生わかめ）がおすすめです。旬ならではの食感や香りを楽しむことができます。

Recipe 8

前菜やおつまみの新定番に！

ブロッコリースプラウトの中華風冷ややっこ

調理時間：10分　カロリー：144kcal　塩分：1.2g（※カロリー、塩分の量は1人分）

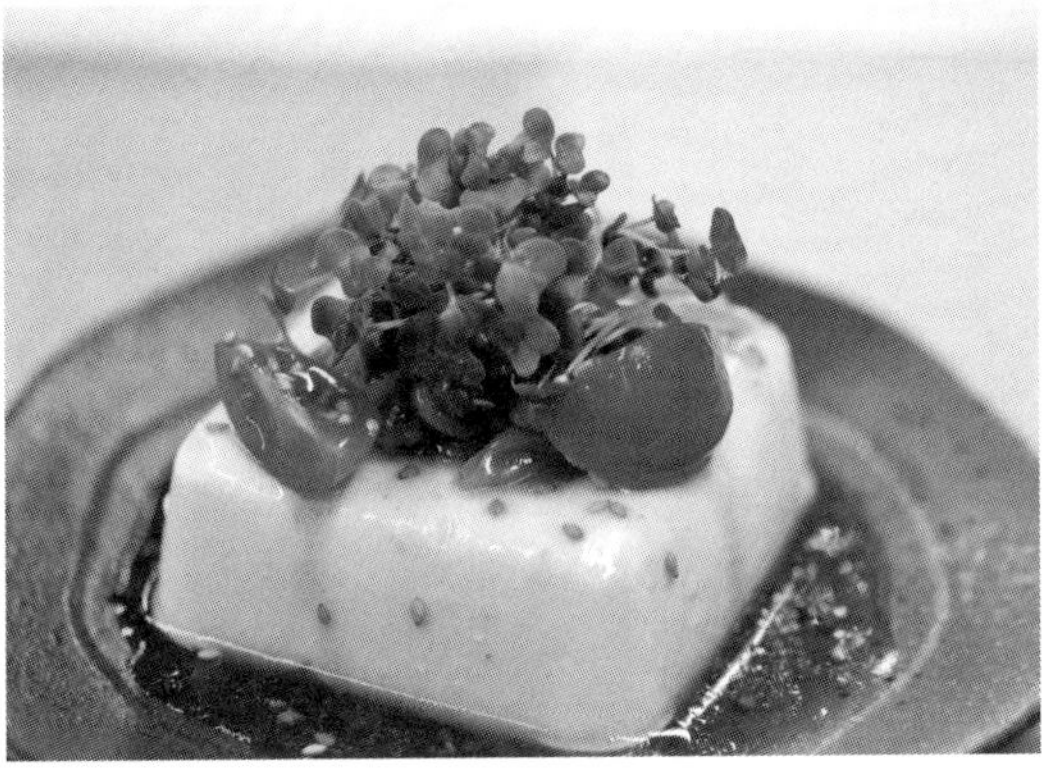

材料［2人分］

ブロッコリースプラウト：半パック（25g）
絹ごし豆腐：1／2丁
ザーサイ：適量
ミニトマト：3個
ごま油：小さじ1
いりごま：小さじ1
中華ドレッシング：大さじ2

作りかた

1 豆腐は食べやすい大きさに切り、ザーサイはみじん切り、ミニトマトはくし形に切る。ブロッコリースプラウトは洗って根を落とす。

2 1をお皿に盛り合わせ、香り付けにごま油をたらし、中華ドレッシングで味付けする。上からいりごまをふりかける。

Recipe 9

食卓を華やかにする洋風サラダ！

にんじんとブロッコリースプラウトのラペ

調理時間：10分　カロリー：102kcal　塩分：0.7g（※カロリー、塩分の量は1人分）

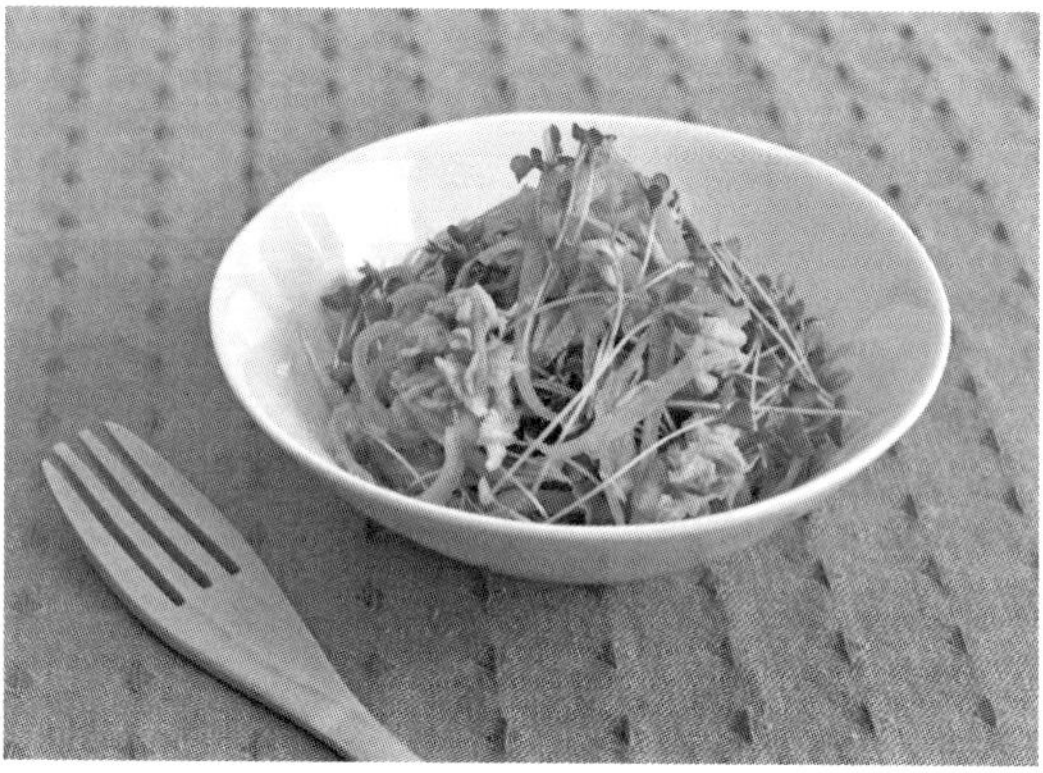

材料［4人分］

ブロッコリースプラウト：1パック（50g）

にんじん：1本

ツナ（缶詰）：1缶（80g）

塩：小さじ1／3

【A】

オリーブオイル：大さじ1

レモン汁：大さじ1

作りかた

1 ブロッコリースプラウトは、洗って根を落とし、水気を切る。

2 にんじんは千切りにして、ボウルに入れて塩をふり、もみこむ。

3 【A】を合わせて混ぜ、2のにんじんに加えてあえる。

4 水分（油分）を切ったツナを3に加えてあえ、1を加えてサッとあえる。

調理のポイント

にんじんは、できるだけ細く切ると、やわらかい仕上がりになります。ブロッコリースプラウトを混ぜすぎないことが仕上がりをきれいにするコツです。

Recipe 10 巻くだけで贅沢な一品に！ ブロッコリースプラウトのスモークサーモン巻き

調理時間：15分　カロリー：91kcal　塩分：0.64g（※カロリー、塩分の量は１人分。黒こしょう除く）

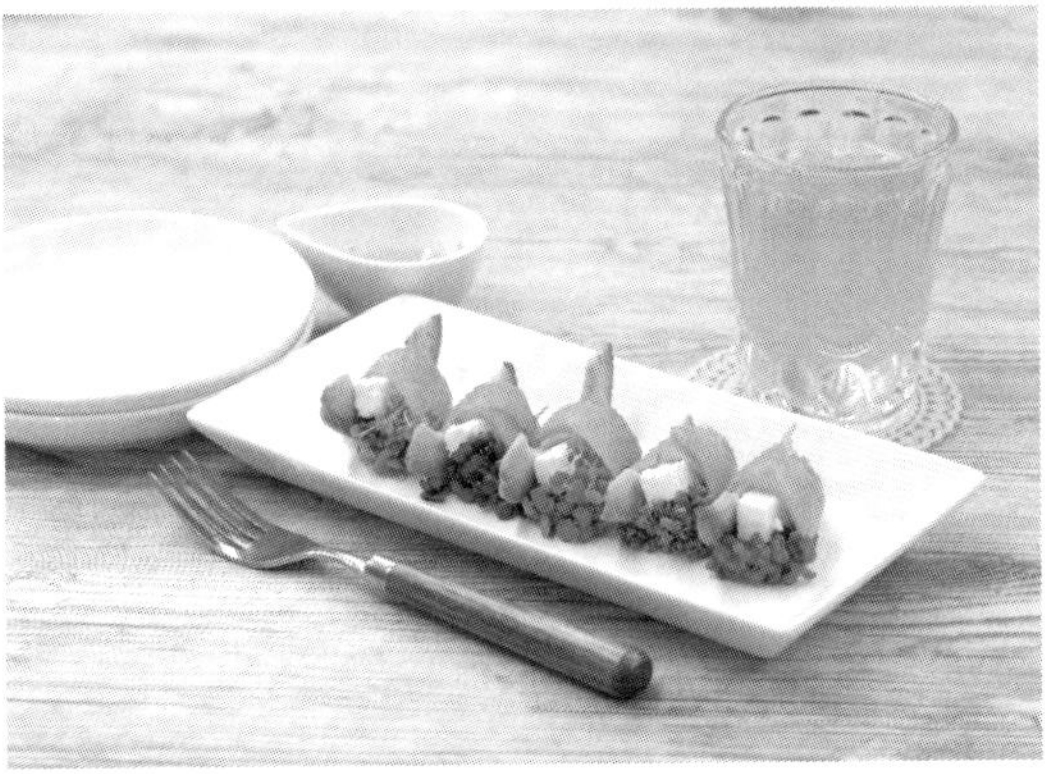

材料［４人分］

ブロッコリースプラウト：１パック（50ｇ）
アボカド：１／２個
スモークサーモン：６枚
クリームチーズ：40ｇ
レモン汁：少々
黒こしょう：お好みで

作りかた

1　ブロッコリースプラウトは洗って根を落とす。
2　アボカドは６枚に薄くスライスし、レモン汁をふっておく。クリームチーズは棒状に６本に切り分ける。
3　スモークサーモンにクリームチーズ、アボカド、ブロッコリースプラウトをのせ、巻いていく。お好みで黒こしょうをかける。

第7章のまとめ

・ブロッコリースプラウトを摂るなら、「活性酸素が増える前」「腸の活動がさかんになる前」「習慣にしやすい」という理由から朝がおすすめ

・発芽3日目の、もやしタイプのブロッコリースプラウトなら1日に20グラム前後、カイワレタイプのものなら、1日半パックをメドに食べるのがおすすめ

・朝食として習慣的に摂るならラクな方法で、無理なく続けられるシンプルな食べ方がおすすめ

おわりに

「健康で、いつまでも若々しくありたい。若返りなどは望まないが、せめて健康でいたい、老後に寝たきりの生活などまっぴらだ」というのが、この本を手にとった多くの方の本音ではないでしょうか。

日本は、長寿においては世界のトップランナーで、平均寿命は80歳を超えて年々延《の》びています。しかし、寝たきりの時期を除いた健康寿命は、それよりも10年も短くなっているのが現実です。

２０２１年には１００歳以上の人が８万人を超え、30年後、２０５０年には、１００万人を超えるともいわれています。実に１００人に１人が、１００歳まで生きる可能性があります。高齢者に限ってみれば、30～40人に１人くらいの割合になるでしょう。

いまでも、90歳を過ぎても健康で自立した生活を送っている方がいるいっぽうで、70歳代で寝たきりになってしまい、天井を見ながら生きている方もいます。寿命が延びるにつれて、晩年における健康格差はますます拡《ひろ》がっていくのではないか、と考えられます。

医療がいくら進歩しても、健康づくりは本人の自助努力です。生活習慣という毎日の積み重ねが、10年後、20年後の自分の健康状態を決めていきます。本書で述べたように、１

つ歳をとるごとに、1歳分だけ体を防御してくれるしくみが確実に衰《おとろ》えていきます。

見た目は小さいブロッコリースプラウトですが、その秘められた大きなパワーを活用すべく、さっそく今日からでも食生活に取り入れてみませんか？

10年後、20年後の未来の自分が、「あのときにはじめた習慣が、いまの健康な毎日を作っている」と喜ぶことでしょう。

そのような日が1人でも多くの方に訪れることを願い、ペンを置きます。

●主な引用論文リスト

【第2章】
＊ブロッコリーの解毒酵素誘導活性
Zhang Y, Talalay P, Cho C-G, Posner GH (1992) A Major Inducer of Anticarcinogenic Protective Enzymes from Broccoli: Isolation and Elucidation of Structure. Proc Natl Acad Sci USA 89: 2399-2403.

【第3章】
＊ブロッコリーの品種ごと、成長ステージごとのSGS含有量
Fahey JW, Zhang Y, Talalay P (1997) Broccoli Sprouts: An Exceptionally Rich Source of Inducers of Enzymes that Protect Against Chemical Carcinogens. Proc Natl Acad Sci USA 94: 10367-10372

【第4章】
＊スルフォラファンによる抗酸化作用の活性化と持続性
X Gao, A T Dinkova-Kostova,P Talalay Powerful and prolonged protection of human retinal pigment epithelial cells, keratinocytes, and mouse leukemia cells against oxidative damage: the indirect antioxidant effects of sulforaphane.(2001, 12, PNAS)

＊Nrf2が解毒代謝で働くフェーズ2酵素の転写因子であることを発見
Itoh K, Yamamoto M (1997) An Nrf2/small Maf heterodimer mediates the induction of phase II detoxifying enzyme genes through antioxidant response elements. Biochem Biophys Res Commun. 1997 Jul 18; 236(2): 313-22.

＊Nrf2が発がん物質や活性酸素など、親電子性を持つ物質に反応して働きを示す環境応答機構であることを確認
Itoh K, Yamamoto M (1999) Keap1 represses nuclear activation of antioxidant responsive elements by Nrf2 through binding to the amino-terminal Neh2 domain. Genes Dev. 1999 Jan 1; 13(1): 76-86.

＊スルフォラファンのNrf2-keap1制御システムへの影響
Talalay P (2000) Chemoprotection against Cancer by Induction of Phase 2 Enzymes. BioFactors 12: 5-11.

＊スルフォラファンのNrf2活性向上効果
Kobayashi EH, Yamamoto M(2016) Nrf2 suppresses macrophage inflammatory response by blocking proinflammatory cytokine transcription.Nat Commun. 2016 May 23; 7: 11624. doi: 10.1038/ncomms11624.

【第5章】
＊スルフォラファンの肝機能改善効果
Masahiro K,Yusuke U,Yasuhiro N,(2015) Sulforaphane-rich broccoli sprout extract improves hepatic abnormalities in male subjects. World J Gastroenterol.21 (43): 12457-12467

＊スルフォラファンの大気汚染物質解毒作用
Egner PA, J-G Chen, AT Zarth, DK Ng, J-B Wang, KH Kensler, LP Jacobson, A

Muñoz, JL Johnson, JD Groopman, JW Fahey, P Talalay, J Zhu, T-Y Chen, G-S Qian, SG Carmella, SS Hecht, TW Kensler. (2014) Rapid and sustainable detoxication of air-borne pollutants by broccoli sprout beverage: Results of a randomized clinical trial in China. Cancer Prevention Research 7: 813-823.

＊スルフォラファンの血中AGE値低下作用
Yamagishi S., Oral consumption of sulforaphane precursor - rich broccoli supersprouts decreases serum levels of advanced glycation end products in humans(Diabetes Frontier Online 2, e1 - 011, 2015)

＊スルフォラファンの血糖値改善効果
Sulforaphane reduces hepatic glucose production and improves glucose control in patients with type 2 diabetes. Sci Transl Med. 2017 Jun 14; 9(394)

＊スルフォラファンのピロリ菌成長抑制剤としての働きおよび腫瘍形成抑制効果
Fahey JW, Haristoy X, Dolan PM, Kensler TW, Scholtus I, Stephenson KK, Talalay P, Lozniewski A (2002) Sulforaphane Inhibits Extracellular, Intracellular and Antibiotic-Resistant Strains of Helicobacter pylori and Prevents Benzo[a] pyreneinduced Stomach Tumors. Proc Natl Acad Sci USA 99: 7610-7615.

＊スルフォラファンのピロリ菌量軽減効果
Yanaka A, Fahey JW, Fukumoto A, Nakayama M, Inoue S, Zhang S, Tauchi M, Suzuki H, Hyodo I, Yamamoto M (2009) Dietary Sulforaphane-rich Broccoli Sprouts Reduce Colonization and Attenuate Gastritis in Helicobacter pylori-infected Mice and Humans. Cancer Prev Res 2: 353-360.

＊240例の内視鏡治療をした分化型胃がん患者中、ピロリ菌が陰性だったのは1例(0.42%)であった
Ono S, Kato M, Suzuki M, Ishigaki S, Takahashi M, Haneda M, Mabe K, Shimizu Y.
Frequency of Helicobacter pylori -negative gastric cancer and gastric mucosal atrophy in a Japanese endoscopic submucosal dissection series including histological, endoscopic and serological atrophy. Digestion. 2012; 86(1): 59-65.

＊3161例の外科手術及び内視鏡治療をした分化型、未分化型胃がん患者中、ピロリ菌が陰性だったのは21例(0.66%)であった
Matsuo T, Ito M, Takata S, Tanaka S, Yoshihara M, Chayama K.
Low prevalence of Helicobacter pylori-negative gastric cancer among Japanese. Helicobacter. 2011 Dec; 16(6): 415-9.

＊スルフォラファンの便通改善効果
Yanaka A. Daily intake of broccoli sprouts normalizes bowel habits in human healthy subjects. J Clin Biochem Nutr. 2018 Jan; 62(1): 75-82.

＊スルフォラファンのASD症状改善効果
Singh K, SL Connors, EA Macklin, KD Smith, JW Fahey, P Talalay, and AW Zimmerman. (2014) Sulforaphane treatment of autism spectrum disorder (ASD). Proc Natl Acad Sci USA. 111(43): 15550-15555.

＊スルフォラファンのうつ病リスク低減効果
Yao W, Yamamoto M, Hashimoto K.(2016) Role of Keap1-Nrf2 signaling in depression and dietary intake of glucoraphanin confers stress resilience in mice. Sci Rep. 2016 Jul 29; 6: 30659. doi: 10.1038/srep30659.

＊スルフォラファンの統合失調症の予防効果
Yumi Shirai, Kenji Hashimoto (2015) Dietary Intake of Sulforaphane-Rich Broccoli Sprout Extracts during Juvenile and Adolescence Can Prevent Phencyclidine-Induced Cognitive Deficits at Adulthood. PLoS One. 2015; 10(6): e0127244.

＊スルフォラファンのAGA改善効果
Mari Sasaki, Shohei Shinozaki, Kentaro Shimokado(2016) Sulforaphane promotes murine hair growth by accelerating the degradation of dihydrotestosterone. Biochem Biophys Res Commun . 2016 Mar 25; 472(1): 250-4.

森光康次郎(もりみつ・やすじろう)
1963年生まれ。お茶の水女子大学生活科学部食物栄養学科教授。92年、名古屋大学大学院農学研究科博士後期課程修了。同年、博士(農学)を取得。99年、お茶の水女子大学生活科学部助教授に。基幹研究院自然科学系・大学院ライフサイエンス専攻に所属。野菜を中心とした食品機能性成分を科学的に明らかにするとともに、その生理作用機構などを生化学的アプローチで解析・研究している。編著書に『健康一年生 食の情報を先生といっしょに考えよう』『食と健康――情報のウラを読む』(以上、丸善)などがある。

最強の健康野菜 ブロッコリースプラウトが体にいいワケ

2021年11月20日　初版印刷
2021年11月30日　初版発行

著者――森光康次郎
発行者――小野寺優
発行所――株式会社河出書房新社
〒151-0051 東京都渋谷区千駄ヶ谷2-32-2
電話(03)3404-1201(営業)
https://www.kawade.co.jp/
企画・編集――株式会社夢の設計社
〒162-0801 東京都新宿区山吹町261
電話(03)3267-7851(編集)
DTP――イールプランニング
印刷・製本――中央精版印刷株式会社

Printed in Japan ISBN978-4-309-28887-1